老年口腔健康指南

顾 问：白玉兴

主 编：刘 敏 赵 梅

副主编：季 瑾 李丽璇

绘 图：常攀辉 陈 娅

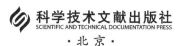

科学技术文献出版社

SCIENTIFIC AND TECHNICAL DOCUMENTATION PRESS

·北京·

图书在版编目（CIP）数据

老年口腔健康指南 / 刘敏，赵梅主编；常攀辉，陈娅绘. —北京：科学技术文献出版社，2023.9（2024.12重印）

ISBN 978-7-5235-0615-8

Ⅰ. ①老… Ⅱ. ①刘… ②赵… ③常… ④陈… Ⅲ. ①老年人—口腔—保健—指南 Ⅳ. ① R780.1-62

中国国家版本馆 CIP 数据核字（2023）第 155878 号

老年口腔健康指南

策划编辑: 王黛君　责任编辑: 王黛君　吕海茹　责任校对: 张吲哚　责任出版: 张志平

出　版　者	科学技术文献出版社	
地　　　址	北京市复兴路15号　邮编　100038	
编　务　部	（010）58882938，58882087（传真）	
发　行　部	（010）58882905，58882868	
邮　购　部	（010）58882873	
官 方 网 址	www.stdp.com.cn	
发　行　者	科学技术文献出版社发行　全国各地新华书店经销	
印　刷　者	北京虎彩文化传播有限公司	
版　　　次	2023 年 9 月第 1 版　2024 年 12 月第 2 次印刷	
开　　　本	880×1230　1/32	
字　　　数	148千	
印　　　张	7	
书　　　号	ISBN 978-7-5235-0615-8	
定　　　价	49.80元	

编委会

顾　问： 白玉兴

主　编： 刘　敏　赵　梅

副主编： 季　瑾　李丽璇

绘　图： 常攀辉　陈　娅

编委成员（按姓氏拼音排序）

冯芝恩　付　洁　扈大为　李　杰　李米雪子

刘　瑶　任　雯　王　翀　杨雪瑾　姚　瑶

袁　冬　张海英　朱思颖

序

很高兴有缘和您共同开启一段美好的科普旅程。

嘴巴太重要了，它能给我们带来很多很多美妙的感觉和体验。"健康的牙齿，甜美的微笑"是上天赐予我们的礼物，每个人都应该拥有，而且是终身拥有。然而，嘴巴也是人体中最容易出问题的部件，牙齿的问题、骨头的问题、下巴关节的问题、黏膜的问题、皮肤的问题、唾液的问题……数不胜数。

但是，作为牙医，我坚信，任何一个人，无论先天条件如何，无论嘴巴的问题有多严重，无论处于生命进程的哪个阶段，只要自己足够努力，再加上牙医的专业帮助，都可以应对好嘴巴里的问题，使它保持相对健康的状态。在这一信念的指引下，我们见证了许许多多的患者从疾病状态恢复到健康状态，希望这对您也是适用的。

基于这样的信念，我们一直在不断地尝试和努力，寻求更多的方法帮助患者，这本书便是其中之一。

本书的作者们都是首都医科大学附属北京口腔医院的一线医生，我们每天在临床上遇到各种各样的患者，处理各种各样的病情，积累了丰富的经验，有很多话想跟患者说。但受制于非常有限的诊疗时间，我们总觉得在临床上说不透，于是就有了这本书。如果您对书中哪部分内容不理解或有任何疑问，没准哪天来看牙时就能遇到作者本人，可以当面问个明白。

与同类书相比，本书最大的特色就是有很多生动的插画。或许出乎您的意料，两位插画师之一也是口腔颌面外科专业牙医，就是拔牙、做手术的牙医，她说终于能够给脑袋里那些天马行空的想象找一个家。另外一位插画师是一位从未放弃自己梦想的全职妈妈，她说全职妈妈是这世上最快乐也最辛苦的工作，虽然她的职业按下了暂停键，但却给了她一个机会去追逐自己的方向。我想象不出一双握着拔牙钳、手术刀的手和一双捧着锅碗瓢盆的手，是怎样聚在一起画出了这许多有趣的图画。但我们都深切感受到，她们能秒懂我们的心思，把复杂、晦涩的专业知识转变为清晰、有趣的插画，毕竟牙医最懂牙医，热爱胜过一切。不忙的时候您翻翻插画，读读文字，再对照一下自己牙齿的状况和既往的诊疗经历，相信应该是一个有趣的旅程。

　　与同类书相比，本书最大的优点就是专业。一群牙医写一本书，能保证内容的科学性，但最可能出现的问题也是专业，过于专业以至于普通大众可能读不懂。为此，出版社的编辑和作者反反复复沟通，修改了很多遍，也请非专业人士进行了试读和修改。希望您能看懂我们的文字，读懂我们的心思。希望这本书能真正帮到您，哪怕只是一点点。

　　最后祝您身体健康，笑口常开，阖家幸福安康！

刘　敏

2023.6.18

目 录

PART 1

口腔健康，全身健康

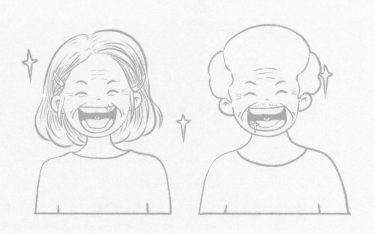

第一节　全面认识牙齿

说到牙齿，我们再熟悉不过，它是口腔最重要的组成部分，也是人体最坚硬的组织。牙齿最重要的功能是咀嚼食物，另外还有辅助发音和保持面部形态等功能。成年人口腔中有 28 ~ 32 颗牙齿，呈圆弧形分列上下两排。

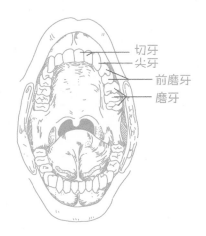

切牙
尖牙
前磨牙
磨牙

1. 牙齿的"名字"

牙齿左右对称生长，每颗牙齿的形态不尽相同，功能也有所差异，让我们简单认识一下它们。

切牙　共 8 颗，位于牙列的最前端，切割食物主要靠它。切牙是门面，如果缺失，对美观影响比较大。

尖牙　俗称"犬齿""虎牙"，位于口角处，共 4 颗，用来穿破和撕裂食物，是牙根最长、最稳固的牙齿之一。尖牙在支撑面容方面有重要作用，所以如果没有了尖牙，脸会变得瘦、瘪，人会显得苍老。

前磨牙 位于尖牙的后方，共 8 颗，有辅助撕裂和捣碎食物的作用。

磨牙 位于前磨牙后面，是老百姓俗称的"槽牙"，它们体积最大，牙咬合面上有许多牙尖和窝沟，对"嚼（jiáo）"这个动作贡献最大。如果磨牙缺失，会严重影响吃饭效率。由于上下左右的第 3 颗磨牙（俗称"智齿"）变异较大，有的人先天缺失，有的人埋伏在牙槽骨里无法萌出，因此口腔内磨牙数目为 8 ~ 12 颗不等。

2. 牙齿的外部结构

从外观上看，每颗牙齿都由牙冠、牙根、牙颈构成。您不妨照照镜子，张开嘴巴，暴露在口腔中能看见的部分就是牙冠，牙根埋在骨头里不能直接看到，连接牙冠和牙根的缩窄部分便是牙颈。

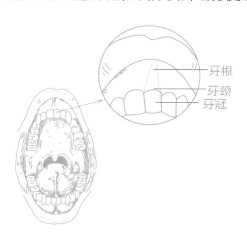

3. 牙齿的内部结构

如果把牙齿纵向剖开，能看见更精巧的结构。

牙釉质　是牙冠最外层、半透明的部分，像是牙齿的"铠甲"，保护着内部的结构，它虽然硬度很高，但却不可再生，一旦发生破坏，无法自行修复。

牙本质　构成了牙冠硬组织的主体，呈淡黄色。牙本质并不是实心的，而是多孔的，里面布满许许多多微小的管道，与内部的牙神经相连通。当牙齿失去了牙釉质的保护，牙本质直接暴露在口腔中时，外界的冷热酸甜刺激就可以通过这些管道传递到内部的牙神经，出现牙齿敏感的症状。

"牙神经"　其学名叫牙髓，在牙冠的最里面，含有丰富的血管、淋巴管及神经纤维。牙髓的健康决定着牙齿的生命力，牙髓如果发炎坏死，不仅会带来难以忍受的疼痛，牙齿还会因此失去营养，不能承受过多的力量，颜色也将变得黯淡。

牙骨质　是包绕在牙根最外层的部分，与我们体内的骨骼硬度相当。

牙齿并不是孤立存在于口腔中，它还有个亲密战友——牙周组织。

牙周组织　顾名思义，它是牙齿周围的组织，由牙龈、牙槽骨、牙周膜组成。如果将牙齿比作大树，那牙周组织就是大树生长的土壤，它支持、固定和营养牙齿。牙齿和牙周组织是彼此成就的，如果牙齿没了，牙周组织也难有用武之地。

简单来说，牙根稳固地立于牙槽骨中，但是，牙齿不是死死地固定在牙槽骨中的，牙根是靠"牙周膜"这个结构（它是一根根有弹性的纤维）一端连接牙骨质，另一端连接牙槽骨，将牙齿悬吊起来的。牙周膜有感知和缓冲压力的作用。

　　牙龈俗称"牙肉""牙床"，包绕着牙齿和牙槽骨，健康的牙龈呈粉红色，质地坚韧，微有弹性，能够承受一定的咀嚼力和摩擦力。

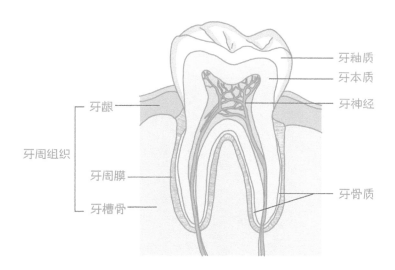

第二节　口腔健康的标准

　　口腔是消化道的起始，是全身健康的一面镜子。世界卫生组织（WHO）将口腔健康列为人体健康的十大标准之一，它的健康状况不容忽视。一口好牙能让我们"吃嘛嘛香"，反之，如果牙病久拖不治，将严重影响生活质量和幸福感。

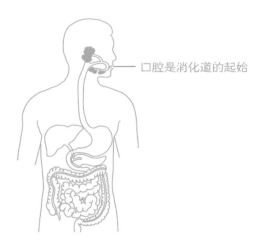

口腔是消化道的起始

　　1981 年，世界卫生组织制定了口腔健康标准，即：牙齿清洁，无龋洞，无疼痛感，牙龈颜色正常、无出血现象。

1. 牙齿清洁

　　牙齿清洁是保持口腔健康最重要的基础。口腔中生长着数百种微生物，它们聚集到一起，黏附在牙面上形成"牙菌斑"。牙菌斑是龋病、牙周病的始作俑者，也就是说，没有牙菌斑，龋病和牙周病就不会发生。牙菌斑并不能通过简单的漱口去除，而要靠机械方法，比如刷牙，以及使用牙线、牙缝刷等进行清理。我们每天都会清洁牙齿，但真正能做到把牙齿清洁干净并不是一件容易的事情，需要掌握正确的方式，养成良好的习惯，才能拥有一口健康清洁的牙齿。

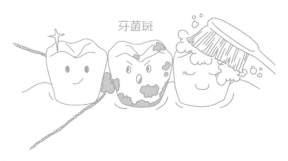

2. 无龋洞

龋病是老年人最常见的口腔疾病之一，据统计，我国65 ~ 74 岁老年人患龋率高达 76.7%。龋病最典型的表现是牙面上的"黑洞"，但龋病的早期阶段尚未形成龋洞之时，往往没有任何疼痛不适，不易察觉。因此，定期接受专业的口腔检查、早发现早治疗是非常必要的。

3. 无疼痛感

健康的口腔能让人自如地行使一切功能，也能感知外界冷热刺激，但并不感到疼痛。如果出现了疼痛感，那口腔一定处在了不健康的状态，需要尽快寻求专业帮助。

4. 牙龈颜色正常，无出血现象

牙龈颜色正常且无出血，是牙周健康的标志。牙龈发炎会伴随颜色和质地的改变，变得红肿松软。刷牙出血或咬硬物后的牙龈出血往往也是牙龈炎症的信号，虽然出血量少，大多数时候能自行停止，但也应该引起足够的重视。

2001 年，世界卫生组织还向全世界公布了一项口腔健康的硬指标，即 80 岁人的嘴里至少还有 20 颗健康的牙齿，被称作"8020"。这也是我们共同的目标！

维护口腔健康永远不会太早或太迟，就从现在开始！

第三节　口腔疾病对全身健康的影响

　　虽然口腔、牙齿只占身体很小的一部分，但是它们与全身的健康密切相关。

　　有时，口腔状态是严重的全身系统性疾病的表现，就如同信号灯一样，提示我们要及时进行全身系统性疾病的治疗。

　　有时，口腔或牙齿的疾病也会影响全身的健康，甚至一些严重的口腔疾病，比如口腔的恶性肿瘤，会危及生命安全。

　　当然，如果有全身系统性疾病，比如心脏病、糖尿病等，会影响牙科的治疗，一些相关的注意事项是必须了解的。

　　下面将介绍一些口腔疾病与全身系统性疾病的关系。

1. 口腔肿瘤——及时就诊口腔颌面外科

　　口腔里发生了肿瘤，会影响全身健康，甚至威胁生命安全。

　　口腔肿瘤类型

　　常见的口腔良性肿瘤包括牙龈瘤、颌骨囊肿、脉管畸形等，发展相对缓慢，一般没有自觉症状，当它压迫神经、继发感染或恶变时，才会出现疼痛。但是，如果肿瘤生长在一些重要部位，比如舌头下面或者软腭（也就是上牙膛后边），一旦治疗不及时，也可能发生呼吸和吞咽困难，威胁生命。

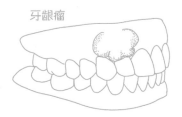
牙龈瘤

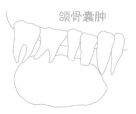
颌骨囊肿

口腔癌，口腔中的恶性肿瘤，对全身健康的影响与其他的癌症有相似之处。其对口腔局部的影响首先是口腔内出现了经久不愈的溃疡或者肿块，疼痛剧烈，剧烈的疼痛及头疼甚至会诱发心脑血管意外，造成高血压、心脏病等；其次，口腔癌会严重影响吃东西、说话等功能，引起失眠、焦虑、抑郁和营养不良。如果口腔癌没有得到及时治疗，恶性肿瘤扩散了，就会出现全身的症状，比如贫血、低蛋白血症、严重营养不良等。

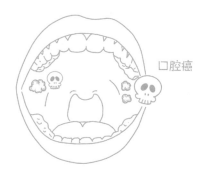
口腔癌

口腔肿瘤治疗

口腔颌面肿瘤的外科手术需要切除肿瘤及附近的软硬组织，会造成牙齿的缺失、颌骨的缺损甚至缺失，以及舌、口底等器官的缺损，导致一系列口腔功能障碍和美观问题。

口腔部位的肿瘤治疗也会出现常见的并发症和后遗症，比如，大手术本身可能引起应激性胃溃疡的发生；术后无法正常进食，需要置入鼻饲胃管，可能造成术后短期的胃黏膜刺激；大手术后的长时间卧床可能增加深静脉血栓的发生风险，使原有慢性疾病加重，甚至出现心脑血管意外（如心律失常、心肌梗死、脑血管意外等），危及生命。

如果手术涉及颈部，手术切除后容易形成无效腔，从而造成局部甚至全身的感染；如果手术涉及舌、口底、口咽等部位，术后需要进行气管切开，会增加肺部感染风险；如果手术涉及清除颈部淋巴结，则可能损伤或切断重要神经，引起耸肩及抬臂困难、声音嘶哑、进食呛咳、呼吸无力等全身后遗症。

当然，术后放疗、化疗等，也可能引起一系列全身相关并发症，如营养不良、皮肤反应、组织水肿等。

因此，如果一旦发生了口腔颌面部的肿瘤，一定要及时去口腔颌面外科诊治。在治疗手段和效果不断改善的今天，只要早发现，早治疗，定期复查，终身随访，即使是肿瘤这种严重的疾病，也可以获得很好的疗效。

2. 慢性牙周炎——增加全身系统性疾病的风险

牙周炎是另外一种和全身健康相关的口腔疾病。这是一种慢性的感染性疾病，它对全身的影响是缓慢且持续的，会增加全身系统性疾病的发病风险。受牙周炎影响明显的疾病包括：糖尿病、心血管疾病、早产和低出生体重，以及呼吸系统和消化系统方面的疾病。

糖尿病

牙周病曾被称为糖尿病的第六并发症，两者的关系非常密切。糖尿病患者血糖控制不好容易得牙周炎，而且往往牙周炎症更重、更难控制。有些糖尿病患者换了多种降糖方案仍然控制不好血糖，通过牙周治疗，减少局部致病的细菌，控制了口腔里的炎症，可以帮助更好地控制血糖。

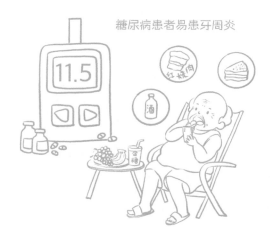

糖尿病患者易患牙周炎

心脑血管疾病

口腔感染引起急性或亚急性感染性心内膜炎是牙周病与全身健康有关的最为肯定的例子。过去认为冠心病和脑卒中与不良生活方式有关，但是现在发现，感染引起的炎症会增加动脉粥样硬化、心脑血管疾病的危险性。有报道显示，25% 的脑卒中患者有牙科感染，而没有脑卒中的人群中只有 2.5% 有牙科感染。牙周炎对于脑卒中的危险程度甚至大于吸烟，成了一个新的独立危险因素。

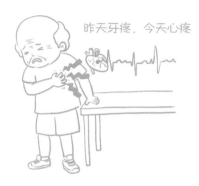

昨天牙疼，今天心疼

早产和低出生体重

　　早产儿常常体重过低，过去认为孕妇的细菌性阴道病是导致早产的主要原因，酗酒、吸毒、吸烟、高血压、高龄等也容易导致早产，然而有约 25% 的早产且低出生体重儿找不到原因。有研究发现，生出低出生体重儿的妇女口腔里的牙周炎症比起正常产妇要严重得多；患有重度牙周炎的产妇生出低出生体重儿的危险度增高 7.5 倍，比吸烟和酗酒的危险度更高。美国牙周学会建议，所有怀孕或计划怀孕的妇女进行牙周检查，预防或治疗牙周疾病，患有牙周炎的妊娠妇女都应进行牙周治疗以降低早产的风险。

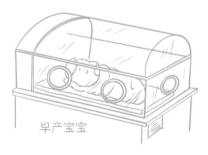

早产宝宝

　　因此，积极治疗牙周炎，控制好口腔内的炎症，可以降低患严重全身系统性疾病的风险。

3. 口腔黏膜病——种类繁多，千变万化

说起来很多口腔黏膜病都和全身情况密切相关，比如说大名鼎鼎的复发性口腔溃疡，就是人们经常说的口疮，它和免疫、遗传、消化、精神情绪等诸多全身因素有关。复发性口腔溃疡的患者经常发现自己这口疮就像是祖传的一样，爷爷长，爸爸长，自己也长，说到底就是遗传基因的强大。还有的女性患者经常在月经前长口疮，准得令人无语，但是怀孕期间又很少长口疮，其实这是因为口疮跟全身激素分泌水平有关。还有的人在考试、加班、熬夜的时候就长口疮，这是由于精神情绪的影响。对了，老百姓管这个叫上火。所以我们在治疗的时候可不是只针对这一个一个的口疮，而是会根据患者的全身情况进行针对性治疗。

还有我们都熟知的手－足－口病，它会在小朋友的小手、小脚上长小水疱，口腔黏膜上也会长很多小溃疡，同时还可能发烧，严重的甚至会引起病毒性脑炎。这是一种由肠道病毒引起的传染病，传染力很强。小朋友手、脚皮肤上的小水疱容易被忽视，而口腔中的溃疡因为疼痛影响吃饭所以容易被家长和老师察觉，因此幼儿园的老师一旦发现小朋友有相关症状，会立刻通知家长带小朋友回家隔离。插播一句，手－足－口病可不是小朋友的特权，成年人也不少见呦。

还有其他的一些病毒感染性疾病，比如说带状疱疹，就是俗称的"缠腰龙"，这个带状疱疹可不仅仅只发生在腰部皮肤，也有可能在口腔中发生。这里要给大家普及一个知识点，那就是水痘和带

状疱疹是同一个病毒。所以得过水痘的朋友们要注意了，在您抵抗力下降的时候，带状疱疹有可能会在您的半边脸、半侧口腔黏膜上发生，同时会伴随剧烈的疼痛，那滋味您绝对不想再得第二次！

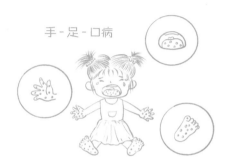

手 - 足 - 口病

另外，有一些口腔黏膜疾病实际上是全身问题在口腔中的反映。举个例子，有些患者说自己没舌苔，吃东西没味儿，而且吃稍微酸、辣一点儿的东西舌头就疼得直掉眼泪。这时候我们可能会让患者去检查是不是有贫血、念珠菌感染、口干、胃肠道疾病等问题，大多数情况下医生都能猜对。而且通过相关科室的治疗，患者的舌苔长出来了，味觉也恢复正常了，吃嘛嘛香。

还有，口腔黏膜的某些标志性病损可能是一些传染病的信号。比如，发生在某些青壮年的口腔念珠菌感染，这有可能是艾滋病的早期表现；再比如，千变万化的口腔黏膜斑可能是梅毒的特征性表现……不过这些都逃不过口腔黏膜专科医生的火眼金睛，我们通过早期诊治，阻断、减缓疾病的进一步发展，会减少患者及其家人的痛苦。

口腔黏膜疾病种类繁多、千变万化，既影响大家享用美食，又严重危害身体健康。

第四节　口腔状态是全身系统性疾病的信号兵

口腔里的问题很有可能是某些全身疾病的表现，了解这些，就如同识别了危险的信号，不至于耽误治大病。其中，比较重要的疾病包括了艾滋病和白血病。

1. 艾滋病

艾滋病是大家熟知的一种非常严重的传染病，到目前为止，还无法治愈。艾滋病发展到晚期，会因为全身的免疫系统被破坏，出现难以治疗的感染、肿瘤等，所以预后非常差，危及生命。

艾滋病从感染到发病有潜伏期，约有 30% 的患者首先在口腔出现症状，其中最常见的就是念珠菌感染了。念珠菌感染表现为发生在上腭、舌背、双颊、唇等口腔黏膜上的雪花状白膜，用指甲刮一下可以刮掉白膜。如果发生这种情况，可以做念珠菌培养和 HIV（人类免疫缺陷病毒，即常说的艾滋病病毒）血清学检测来帮助明确诊断。

另外，艾滋病在口腔的常见表现是：靠近牙齿那部分的牙龈颜色鲜红，呈线状，触碰易出血，做了牙周的治疗也不能恢复；或者会有牙龈的剧烈疼痛，口臭；还有全身的症状，比如乏力、发热等。所以，当出现这类口腔牙周问题时，及时到医院检查，非常有必要。

2. 白血病

白血病是一类造血系统的恶性肿瘤性疾病，治愈率较低，在恶性肿瘤所导致的死亡中，白血病"名列前茅"。白血病的发病速度不一，症状也各不相同，有不少患者因为口腔症状就诊于口腔科后确诊。

白血病在口腔的症状常为自发牙龈出血、牙龈肿痛等。患者抵抗力较低时，会伴发感染，导致非常剧烈的口腔内的疼痛。白血病一经发现需立即治疗。因此，当出现类似问题时，及时就诊，尽快诊断，必不可少。

第五节　全身系统性疾病对口腔健康的影响

全身系统性疾病会影响到各种功能，也必然会影响到口腔的健康与治疗。如果已经患有了全身系统性疾病，有一些相关的注意事项一定要知道。

最重要的提示是：如果已经知道自己患有什么疾病了，一定要在口腔治疗前告知接诊的医生，医生会根据病情，对治疗做相应的调整，或者告知相关的注意事项。

1. 血液系统疾病

老年人常见的血液系统疾病包括贫血（例如，缺铁性贫血、溶血性贫血和再生障碍性贫血等）、出血性疾病（例如，血小板减少性紫癜、血友病、药物所致的凝血功能障碍等）和血液系统肿瘤（例如，白血病、淋巴瘤等）。

未经控制的血液疾病患者在口腔治疗时，会有出血风险。因此，在治疗前详细告知医生病史、出血史非常有必要。

有创的口腔治疗，通常需要在治疗前到综合性医院进行血液检查，如血常规和凝血常规检查，帮助医生了解出血风险的严重程度。

另外，必须注意，白血病的急性期是禁止拔牙、洗牙等口腔有创治疗的；慢性白血病患者如果需要做口腔治疗，牙科医生一般会要求患者提前服用抗生素并应用止血药，预防感染及出血。

2. 呼吸系统疾病

老年人呼吸系统常见的疾病是慢性阻塞性肺疾病，这类患者肺功能较弱。如果就诊当时出现了呼吸症状，而口腔科的治疗又是必须的，这时需要在有低速给氧条件的口腔门诊进行治疗，减缓呼吸症状。同时，为了缓解紧张情绪，医生有可能建议在治疗前服用小剂量的安定来达到镇定的作用。

对于正在服用茶碱类药物的患者，不能服用红霉素、克拉霉素等大环内酯类抗生素和环丙沙星类抗生素。

对于长期使用类固醇药物的患者，如果要手术，需要额外补充类固醇制剂。

当有急性上呼吸道感染时，要避免进行口腔治疗，以免吸入口腔治疗中带有细菌的飞沫而引起吸入性肺炎。

3. 行为、认知功能障碍

高龄老年人，由于年龄或者疾病等原因，会出现行为以及认知功能的障碍。高龄老年人的个体情况差异较大，有些老年人有完全行为能力，不需要他人照料；而有些老年人不能完全照顾自己，部分时间需要他人照顾；还有一些老年人完全需要他人照顾。高龄老年人，尤其是需要他人照顾的老年人，到口腔医院就诊时，需要医生、患者及其家属一起全面评估患者的身体状态和认知功能。

对于有轻度功能障碍的老年人，由于他还具有相当程度的行为、认知和学习能力，因此对口腔治疗影响非常小，可以正常来医院就诊，完成口腔治疗。但是由于功能障碍会降低他们的口腔清洁能力，因此家属或者是护理人员需要参与到老年人的口腔护理训练中，并且要督促患者进行口腔健康的维护。

对于有中度功能障碍的患者，由于他们维护口腔健康的能力进一步减弱，需要家属或者是护理人员进一步参与到患者的口腔日常维护当中，需要学习一定的口腔护理方法以及检查口腔护理质量的方法。

对于重度功能障碍的患者，尤其是认知功能障碍的患者，他们表述口腔疼痛和感染等疾病的能力减弱，需要照料者注意观察患者口腔疼痛、感染的表现，以及相关的行为变化，同时要参与老年人的口腔健康维护。

所以，有行为、认知功能障碍的老人和高龄老人在口腔治疗前要与医生一起完成行为、认知功能及口腔疾病感知、表达的评估，同时也要评估其遵医嘱服药、完成口腔卫生维护的能力，从而判断患者可以进行哪些治疗，需要护理人员给予哪些帮助。对于功能障碍较重的患者，可能需要通过减少单次治疗时间、增加复诊次数来完成治疗。

4. 需头颈部放疗治疗的疾病

头颈部放疗对照射范围内组织的损伤主要是相应范围的皮肤黏膜、肌肉、颌骨、唾液腺（分泌口水的器官）的损伤，可导致口腔黏膜炎，或者继发病毒、细菌或真菌的感染；也可能导致味觉减退、张口困难，或者口干、唾液显著减少，进而诱发更多的牙齿发生龋坏（也就是"虫牙"）。

老年患者机体抵抗力低，愈合能力差，放疗不良反应往往更严重，所以这类患者的口腔治疗要贯穿在放疗的前、中、后全过程，统筹安排治疗时间，既能缓解放疗不良反应，又可以维护口腔健康，提高生存质量。

放疗前，需要进行详细的口腔检查，拔除无法保留的牙齿，包括严重的龋坏牙和牙周病患牙，完成必要的口腔手术，并且要预留足够的愈合时间，也可以通过应用高浓度氧来促进愈合；要充填龋坏牙，进行完善的根管治疗（也就是"杀神经"治疗）；采用氟化物预防龋齿，同时要注意维护口腔卫生。

放疗中，针对出现的口腔症状做相应治疗，对症处理缓解症状，如坚持开闭口和舌运动来预防张口受限；使用氯已定含漱液和抗真菌药物控制继发的菌斑和真菌感染；强化使用氟化物预防龋齿，维持口腔卫生。

放疗后，为了减少不良影响，需要每 3 ~ 4 个月复诊一次，进行口腔检查，一经发现龋坏牙需要立即治疗，但要避免拔牙和手术，同时需要继续加强口腔卫生维护。

5. 需化疗治疗的疾病

化疗药物有骨髓抑制作用，可导致血细胞减少，红细胞、白细胞和血小板均出现显著下降，会引起贫血、感染、凝血障碍导致的出血倾向等不良反应，在口腔可以表现为黏膜炎、自发性牙龈出血、口干，容易发生口腔感染及感染后愈合差。老年人抵抗力较差，口腔治疗也应贯穿化疗的始终。

化疗前，要治疗口腔的各种感染，充填龋坏牙，进行完善的根管治疗，以及完成洗牙等必要的牙周治疗；如果有过锐的牙尖可能会损伤黏膜，需要预防性调磨；也要注意维护口腔卫生。

化疗过程中，要尽量减少有创性的口腔治疗，如果必须进行，一定要先咨询肿瘤专业的医生。如果出现自发性牙龈出血，可以用纱布加压止血，或到医院请医生采取必要的措施来控制出血。化疗过程中要采用各种措施来维护口腔健康，如果存在牙龈出血过多或刺激，可以减少或停止使用牙线和牙刷，改用潮湿纱布擦拭牙齿和牙龈；如果口内有溃疡，请到口腔黏膜科就诊，医生会根据全身情况给予安全、无刺激的含漱液帮助清洁和缓解。化疗期间只能进行口腔急症治疗。

化疗后，也需要维护口腔卫生，定期复查，根据出现的症状来治疗。如果出现口干症状，使用促唾液分泌的药物或人工唾液，都是安全有效的改善方法。

第六节　如何去看牙医？

　　不同的地区、不同的医院，科室设置不同，当发生口腔问题时，具体应该看什么科、挂什么号，不可一概而论。这里仅以编者所在单位，首都医科大学附属北京口腔医院（简称北京口腔医院）为例，进行简要的就诊说明。

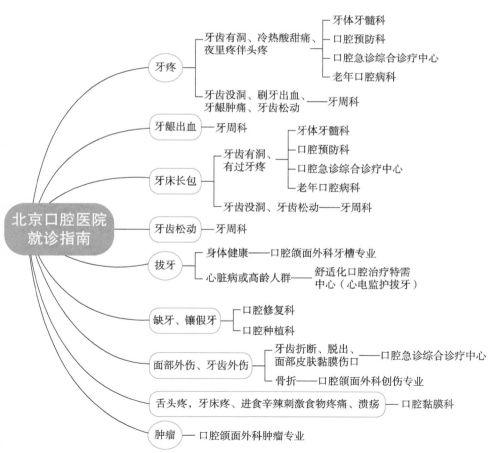

作 者 简 介

袁　冬　北京口腔医院老年口腔病科副主任，口腔医学博士，副主任医师；擅长老年患者的口腔固定义齿修复、可摘局部义齿修复、全口义齿修复以及咬合重建等修复治疗。

杨雪瑾　北京口腔医院老年口腔病科主治医师，口腔医学硕士；擅长牙体牙髓疾病治疗，复杂牙的拔除，心电监护下拔牙，牙周病等综合性的治疗。

季　瑾　北京口腔医院口腔显微诊疗中心副主任，口腔医学硕士，副主任医师；主要从事牙周常见病、多发病的诊断与治疗，擅长各类牙周手术，激光、牙周内窥镜治疗等新技术和新方法，尤其擅长牙周软硬组织增量手术。

PART

2

保住天然牙，拒绝「老掉牙」

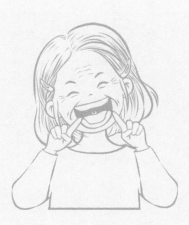

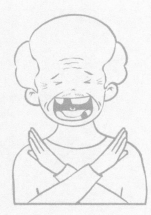

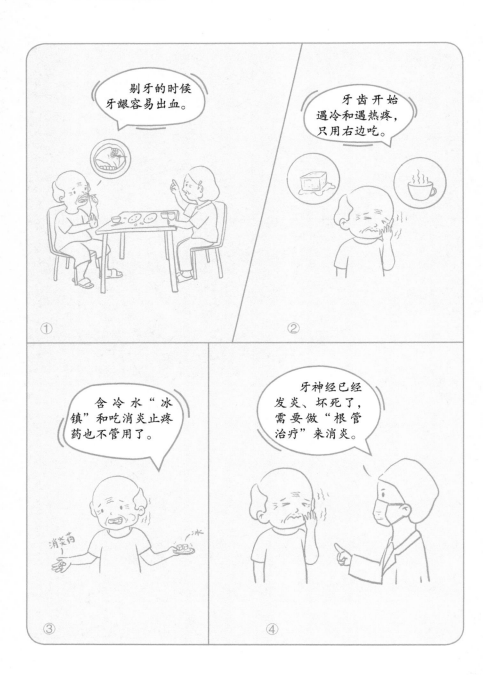

病例：

王大爷今年 68 岁，从没到医院看过牙，年轻时除了塞牙和喝凉水敏感外，没什么不舒服。一年前，他的左上后槽牙咬碎了一块儿，出现了牙洞，塞牙的情况加重，不仅牙签掏不干净，剔牙的时候牙龈还容易出血，家人建议他去看看，可他因为怕疼一直拖着。慢慢地，王大爷的牙齿开始遇冷和遇热疼，王大爷本能地避免用左边吃饭，只用右边吃。又过了半年，王大爷的牙齿开始自己隐隐地疼，疼痛逐渐加重以至于睡不着觉，他觉得是"上火"了，疼得厉害了就含冷水"冰镇"一会儿，果然过了几天疼痛逐渐消失了，他心里挺欣喜。但是近日，这颗牙的牙床肿了，咬东西就疼痛无比，吃消炎止疼药也不管用了，王大爷终于迫不得已要把牙的问题彻底治一下。

医生告诉王大爷，他长期塞牙导致牙上出现很大的龋洞，牙神经已经发炎、坏死了，需要做"根管治疗"来消炎。医生向他介绍，做根管治疗要来医院 3～4 次，如果牙根消炎成功了，后期还需要给牙齿做个"牙套"进行加固。王大爷遵从了医生的建议，但是他始终不理解为什么牙病突然就这么严重了，牙根发炎吃药不可以消炎么？怎么会需要如此复杂的治疗呢？

第一节   塞牙不容忽视

1. 塞牙用看牙医吗?

"塞牙"被医生称为"食物嵌塞",是指在吃饭咀嚼过程中,食物塞进牙缝儿中。中老年人塞牙很常见,很多人的老观念认为,牙缝儿变大、容易塞牙是年龄大了的自然现象。

所以,有的人认为只要塞得不难受,就不用管;有的人认为剔干净了就可以;也有一些人塞牙后很难清洁干净,索性不吃塞牙的食物。这些观念都是讳疾忌医的表现。塞牙,或者说食物嵌塞,是引发很多牙齿问题的重要原因,会导致牙疼、牙龈出血、牙齿松动等。

因此,如果出现了塞牙的情况,一定要找专业的牙科医生检查,尽早解决问题,预防更严重的牙齿问题。

2. 引起塞牙的常见原因有哪些?

(1)牙龈退缩

正常情况下,牙与牙之间紧密相邻,靠牙根方向的间隙被健康的牙龈(俗称牙床)填满。如果牙龈发炎,发生退缩时,牙缝就会露出来,导致吃东西时,食物很容易嵌塞其中。

(2)牙齿磨耗

长年累月的咀嚼、摩擦会导致老年人的牙齿咬合面(也就是吃东西的表面)磨耗比较严重。当牙齿的表面出现重度磨耗,牙齿就变矮变平了,上下牙会咬得更紧。这种变化会让老年人吃东西的时候更容易塞牙。而且，这样反复塞牙还会逐渐改变相邻牙齿间的紧密程度，从而又加重食物嵌塞的状况，引起恶性循环——牙缝越来越大，东西越塞越多，剔牙越来越难。

（3）牙齿错位

如果牙齿排列不整齐，里出外进地拥挤在一起，很容易塞牙。

老年人口腔里的条件也会随着时间推移而改变，原来排列得好好的牙齿会发生位置的改变，引发塞牙。最常见的情况是，老年人可能会因为拔除某一颗牙齿而导致相邻牙齿的移位，或者缺牙位置对面的牙齿伸长。

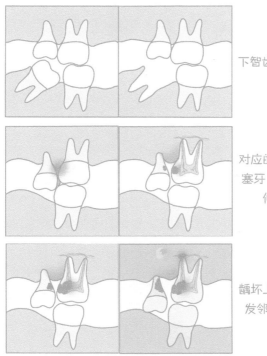

下智齿拔除

对应的上智齿
塞牙、龋坏、
伸长

龋坏上智齿引
发邻牙损坏

（4）牙洞

龋齿，俗称牙洞，又叫虫牙，是最为常见的导致塞牙的原因。牙齿表面如果有牙洞形成，嵌塞进入牙洞的食物很难清洁干净，会加速牙洞的龋坏。

3. 塞牙有什么危害？

（1）牙龈发炎、出血或疼痛

嵌塞在牙缝儿的食物会刺激牙龈，导致红肿发炎，最常见的表现就是剔牙或刷牙时出血。塞入牙缝的陈旧食物会随着新鲜食物的进入越嵌越深，使牙龈炎症加剧，久而久之，牙槽骨出现吸收，表现为牙龈退缩，炎症急性发作时会出现疼痛。

（2）口臭

嵌塞的食物会发酵腐烂，出现令人尴尬的口臭，影响个人社交形象。

（3）牙齿邻接面的龋齿（虫牙或牙洞）

嵌塞在牙缝儿的食物是细菌滋生最喜欢的环境，极其容易导致牙齿邻接面的龋损。长在牙齿邻接面的龋损最为隐蔽，不容易检查发现，而且治疗也很困难。

不仅如此，一旦形成龋损，又会加重食物嵌塞，形成恶性循环，加速这颗坏牙的进展。就像王大爷这样，一开始塞牙，出现牙床出血，然后开始隐隐地疼，最后是难以忍受的疼，不能吃东西了。所以，不能忽视塞牙，一定要及时解决这个问题。

4. 塞牙如何治疗？

（1）找到病因

首先应到专业牙医处就诊，判断塞牙的原因。只有针对原因的治疗，才能在根本上解决问题。但是，塞牙其实有很多类型，导致塞牙的原因也不一样。所以，如果没有办法解决导致塞牙的原因，那就只能对症治疗，也就是只能缓解塞牙引起的痛苦。

（2）对症治疗

牙龈退缩、牙缝变大引起的塞牙，由于牙龈退缩很难恢复，现在的治疗主要是：接受牙缝的存在，吃饭后一定要及时清洁牙缝，进行良好的口腔卫生维护，定期做口腔检查并进行有效的牙周治疗，防止牙缝进一步加大。

牙齿排列不齐导致的塞牙，或者牙齿重度磨耗导致的塞牙，则需要一些其他的治疗，比如镶上假牙，或通过医生做专业的牙齿外形调磨，来缓解塞牙的问题。

因为邻面的虫牙引起的塞牙，一般可以通过补牙来解决问题。

5. 牙齿不疼也要看牙医吗？

最后，必须强调，牙齿不疼也应该定期看牙医。就像王大爷那样，总觉得不疼、不影响吃饭就没有问题，甚至疼得不严重也觉得可以凑合，这样很容易让疾病发展到更加严重的地步，导致治疗效果大打折扣。

牙齿疾病的表现不只是疼痛，尤其在疾病早期往往没有症状，只有定期到牙医那里检查牙齿才能被发现。塞牙导致的龋齿常常藏在相邻牙齿的邻面，而且还是靠近牙根的位置，如果不是医生仔细探查甚至做 X 线检查，是很难发现的。

所以"冰冻三尺非一日之寒"，牙病并不是突然加重的，只不过是悄无声息地进展到一定程度才表现出疼痛而已。

每一颗牙齿都有坚硬的外表和柔软的内心，其坚硬的外壳，又叫硬组织，没有神经细胞，当牙齿出现比较浅的破损时患者往往不会有感觉。而牙齿内部柔软的组织，俗称牙神经，又叫牙髓组织，由血管和神经组成。当牙齿的破损加深，各种冷热刺激会侵袭牙髓组织，从而引发疼痛。所以，牙齿无论是遇冷水疼、遇热水疼，还是隐隐地疼，均提示内部的牙神经已经出现了反应，牙齿坚硬的外壳已经"破防"，一定要及时就医。

第二节　坚硬的牙齿为什么会破防？

　　牙齿是人体最坚硬的器官，健康的牙齿除非受到外伤或咬了很坚硬的食物，才会出现破碎的现象。当牙齿只是常规咀嚼便出现碎裂，往往是因为牙齿结构已经不再连续、不再致密导致的，比如龋齿、磨耗或者牙齿存在裂纹。牙齿局部结构薄弱便抵抗不了咬合力量，就会出现一块块碎掉的现象，这并不是"老掉牙"或者缺钙，而是牙齿结构已经发生破坏的表现。

1. 龋齿

　　（1）什么是龋齿？

　　龋齿，俗称"蛀牙""虫牙"。

　　牙齿外层是身体里最坚硬的矿物质，但是当牙齿清洁不到位，长年累月积存食物残渣，细菌会很快附着、滋生、繁殖，然后它们会产出一些酸性物质，导致牙齿表面脱矿，形成破损的牙洞。这就像使用酸性较高的醋去溶解水垢一样。在细菌产酸的长期作用下，牙齿表面失去原有的硬度变得松软，形成牙洞，色素容易沉着其中，就形成了一个黑黑的牙洞。

　　（2）龋齿有什么表现？

　　根据牙洞的深浅，也就是牙齿的破坏到牙神经的距离，医生将龋齿分为浅龋、中龋和深龋。

　　浅龋和中龋的牙洞深度浅一些，不至于侵犯牙神经，患者往往不疼，或者像王大爷那样，一开始就是觉得塞牙厉害了，偶尔吃东西疼一下。如果这个时候没有得到及时的治疗，牙洞就会继续加深，形成深龋。这时候牙洞很深，细菌及其产生的毒性产物可能已经侵犯牙神经，吃饭喝水会出现冷、热刺激的疼痛，补牙会变得更困难、更复杂。

牙齿龋坏到牙神经发炎

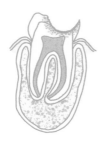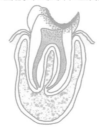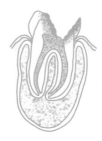

（3）哪些牙齿容易龋坏？

一般情况下，所有牙齿的邻接面，有很多沟沟坎坎的后牙，它们吃东西的牙面，都因为不容易清洁，是易发生龋齿的地方。

对老年人来说，除了容易塞牙的牙齿容易得龋齿外，需要重点关注佩戴活动假牙的牙齿。活动假牙是需要金属挂钩挂在真牙上的，挂钩处的牙齿因为难以清洁干净也容易发生龋齿。

2. 牙齿磨损

牙齿虽然坚硬，但是随着吃东西和磨牙等动作反复进行摩擦，表面结构逐渐损失，随之而来的就是牙齿表面的磨损。

轻度的牙齿磨损，表面结构变得不规整，有可能被磨损的牙尖变得又高又尖，也有可能某些部位变得异常薄弱。这样的牙齿就更容易在吃东西过程中发生碎裂、折断。

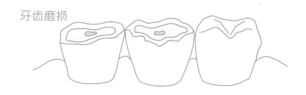

牙齿磨损

3. 牙齿裂纹

　　牙齿不是完整的一块，是有很多沟沟坎坎的，这是牙齿在发育过程中形成的。有的时候，牙齿劳损，表面可能会存在大小不一的细小裂纹，裂纹的位置可能与牙齿的外形、受力的方向等相关。

　　这些裂纹就是牙齿的"软肋"，就像有裂纹的瓷碗一样，正常情况下可以使用，但是受到突然的外力就会沿着裂纹碎裂。如果总用牙齿啃硬物、嚼冰块，甚至是开瓶盖，牙齿的裂纹就有可能加深、加大。

　　如果发现牙齿上出现了裂纹，请及时看医生，及时处理，尽力避免牙齿的碎裂。当然，更要在日常生活中改正咬硬物等不良习惯。

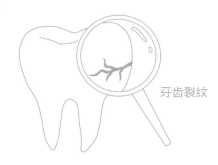

牙齿裂纹

牙齿有洞怎么办?

　　龋齿是最常见的牙齿疾病，它的治疗要根据不同的情况分别对待。但无论是哪种方法，最终都需要把有洞的牙齿补起来。当然，如果破坏特别大，单纯的补牙是不够的，具体的方法会在后面有详细介绍。这里先说说补牙。

1. 补牙是用"胶水"粘上吗?

　　补牙，又称牙齿充填治疗，是用对身体无害的材料对牙齿进行修补的方法。生活中会使用胶水修补损坏的东西，补牙是不是也一样需要用胶水呢?

　　（1）补牙用什么材料?

　　复合树脂是目前最常用的补牙材料。

　　以前补牙用的材料是一种黑色的金属类材料，叫银汞合金。随着人们对美观、微创、安全性等要求的提高，目前最常用的补牙材料是复合树脂，它的颜色与牙齿颜色接近，较为逼真，硬度也能满足我们的使用需要，而且操作起来很方便。

　　（2）粘接剂非常关键

　　复合树脂与牙齿是两种不同的物质，两者之间需要靠粘接剂才能连接起来。在牙齿充填治疗中，粘接剂发挥了"胶水"的作用。

　　但粘接剂不是胶水，它是一种油性物质。因为水和油是不相溶的，所以补牙的时候，为了让油性的粘接剂保持良好的粘接状态，医生会使用各种方法隔离唾液、血液等水分进入牙洞中，这样补牙后复合树脂可以在牙齿上维持很长时间不掉，行使功能，保持美观。

（3）补牙的过程

简单来说，医生首先会将牙洞内的腐坏部分彻底磨除干净，并酌情去除薄弱的牙齿部分。牙齿清理干净后，医生选择合适的材料逐步填入牙齿缺损部位，待材料硬固成形后，再将填补的材料磨改修正，以适应局部的形态和上下牙咬合的情况。

2. 补牙是治疗牙洞的唯一方法吗？

牙齿出现牙洞或者缺损时是不能自行修复的，需要请牙医进行治疗。但是，补牙不是治疗牙洞的唯一方法。

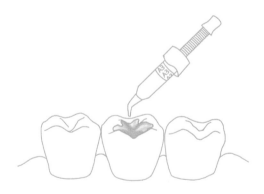

比如，对于缺损特别小、特别浅，并且没有症状（不疼），也很容易清洁的情况，经过医生检查后，也有可能建议观察，不用补牙。

（1）浅龋和中龋的处理

如果牙洞范围相对局限，也就是上面提到的浅龋和中龋，医生可以直接在嘴里对牙齿进行修补，以恢复牙齿的外形和功能。

（2）深龋的处理

当牙洞或缺损过大，也就是上面提到的深龋，在治疗前就必须看看是不是已经损伤到了牙神经。

根管治疗后再补牙

如果损坏已经侵犯了牙神经，这时直接补牙会刺激牙神经，而牙神经发炎会产生剧烈疼痛。这时需要先去掉被损伤的牙神经，即做牙根的治疗（根管治疗），再行补牙。

高嵌体补牙

还有一种情况，牙洞很大，但是损坏还没有侵犯牙神经，直接补牙会很困难，无法恢复牙齿外形和功能，补牙的材料还特别容易脱落。此时，医生可能会选择一种叫"高嵌体"的东西来补牙。

高嵌体补牙，类似给牙齿做牙套的过程，需要先在口外做出用于补牙的材料块，然后再严丝合缝粘到有洞的牙齿上。

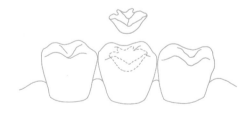

3. 补牙前为什么需要先洗牙？

补牙是口腔临床治疗中最常见的专业操作，为了达到无痛、美观、耐用等很好的补牙效果，补牙前往往需要做一些准备工作，最常需要的就是洗牙。尤其是对于那些长期食物嵌塞或口腔卫生情况不良的患者，牙齿干干净净地去看牙医有助于提高看牙效率。

试想一下，如果牙齿表面被牙垢等脏东西覆盖，医生很难对牙齿的真面目做出判断，容易误判真实病情。

如果牙龈有炎症，一碰就出血，血液会直接干扰补牙，牙齿不能处在洁净的环境中，补牙也就不能进行。所以在牙垢布满牙齿、牙龈红肿易出血状态下做的补牙治疗是不可靠的，更是不可行的。

洗牙后牙龈需要 1 周左右的时间恢复正常状态，这时就能开始补牙等治疗了。

4．补过的牙齿能用多久？

很多人会想，补的牙"能保一辈子"就好了，但一劳永逸仅仅是个美好的愿望。一颗完好无损的牙齿都会出现各种各样的问题，更何况一颗修补过的牙齿呢。牙齿在口腔环境中，要吃东西、受力，会面临细菌、外力、化学等因素的侵害，修补过的牙齿比好牙发生损坏的风险更高。

一分修补，九分养护，医生能够保障给患者的是严格把关、准确诊断和精细操作，而患者的维护和使用起着更重要的作用。患者要在医生指导下纠正不良习惯（如甜食不离口、咬硬物、咬韧物、偏侧咀嚼、夜磨牙等），保持良好的口腔卫生习惯（有效刷牙、使用牙线或牙缝刷、定期口腔检查、定期洁牙），这样才能降低充填物脱落、牙齿折裂，以及再次发生龋齿的风险。

第四节 牙疼，为什么这么难以忍受？

像最初案例中王大爷这样，牙齿先是遇冷遇热疼，发展到后期遇到热的刺激疼痛剧烈，但含口冰水可以缓解，是典型的"牙神经炎急性发作"的表现（此处"牙神经炎"是牙髓炎疾病的俗称）。

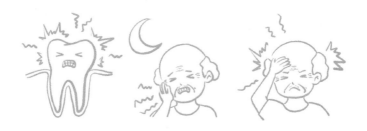

1."牙神经炎急性发作"时疼痛的特点

自发性阵痛　表现为没有任何外界刺激的情况下，牙齿一阵一阵疼痛，开始时疼痛一天发作数次，每次持续数分钟，发展到后期持续时间及频率增加，有时甚至持续一整天。

温度刺激加剧疼痛　在疼痛发作早期，冷刺激常会加剧疼痛，持续一段时间后才能慢慢缓解。发展到后期，当"牙神经"化脓或部分坏死时，便会表现为"热痛冷缓解"。这可能是因为坏死的组织会产生气体，受热膨胀后牙齿内部压力进一步增高，产生剧痛。反之，冷刺激使气体收缩，牙齿内部压力减小而疼痛缓解。

夜间痛 表现为晚上睡觉时疼痛，难以入睡，或者入睡后疼醒，只有吃止疼药才能缓解。

疼痛不能定位 表现为疼痛位置不能确定，常为一片区域的疼痛，最常见的是同侧的头疼、脸疼，或者上下牙都疼，但说不清到底是哪一颗牙疼。

2. 为什么"牙神经炎急性发作"时疼痛这么厉害？

这要从牙齿内部结构说起，牙齿就像一个没有出气孔的"高压锅"，牙齿外面坚硬的组织就是"高压锅"的外壳，牙神经位于"高压锅"的内部，牙神经对压力的反应非常敏感。

当龋齿发展到特别深的时候，细菌及其分泌的毒素会侵入"高压锅"内部，导致牙神经发炎，渗出物和气体产生，"高压锅"内部压力增高。而且这是一个没有出口的"高压锅"，压力会迅速增高，因此，受压的牙神经的疼痛极其剧烈，常常难以忍受。

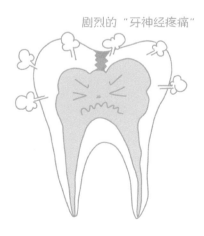

剧烈的"牙神经疼痛"

3. 遇冷遇热疼痛一定是"牙神经发炎"了吗?

事实上,不单单是牙神经发炎会表现为冷热刺激痛,还有许多的牙齿疾病都可以有类似的表现,区别在于疼痛的性质、持续的时间等,其他常见的疾病如下。

深龋:其冷热刺激痛短暂,但无自发痛史,不会持续性痛。

楔状缺损:其冷热刺激痛常短暂,常伴有酸甜痛和机械刺激痛,临床上可见牙齿明显的颈部缺损。

牙齿磨耗:其冷热刺激痛常伴有咬合酸痛,触碰牙齿某一位点时常常敏感,临床上往往可见牙齿咬合面存在凹陷。

龈乳头炎:其冷热刺激痛会伴有自发痛,但其疼痛性质为持续性胀痛,牙齿对温度刺激的反应是正常的,多可定位,临床上可以看到牙龈乳头红肿,患者常常有食物嵌塞的经历。

因此,牙齿遇冷遇热疼不一定是牙神经发炎了,需要专业口腔医生临床检查后才能做出准确的判断。

第五节　牙齿疼了几天后不疼了，是不是好了?

　　虽然王大爷牙疼的情况几天后渐渐缓解，但后期却出现了牙龈肿包、咬东西不舒服的症状。这说明疾病并未自愈，而是更为严重了。

1. 牙疼之后又不疼了，怎么回事?

　　如果认为疼痛的发生等同于疾病的存在，不疼就是疾病康复了，这可是大错特错。实际上，牙齿的疾病是不会自愈的，如果没有及时治疗，只会愈发严重，不疼了反而说明病情发展到了更为严重的阶段，后期还会出现另一种表现形式的疼痛。

　　之所以会疼痛缓解，主要有三个原因。

　　其一，"高压锅"有了出气孔，也就是牙齿坚硬的组织破坏范围增大，从而压力得到释放，疼痛得以缓解。

　　其二，牙神经由于长期处于炎症状态下，营养不良，活力渐渐降低，对外界刺激反应下降，因此疼痛缓解。

　　其三，如果进入牙髓腔的细菌毒性降低，而患者自己的抵抗力增强，牙神经的急性炎症便会转为慢性炎症状态，疼痛感也会渐渐降低。

2. 牙齿不疼了就没有及时治疗，会产生什么危害?

　　（1）牙神经痛会反复发作

　　患者自己的抵抗力下降，或者细菌和毒素进一步加强，可导致炎症从慢性状态转为急性状态，不仅会有冷热刺激剧痛，还可能伴有夜间痛和自发痛。这样急性、慢性症状会交替出现，反复疼痛。

（2）感染扩散到牙根外部的组织

当牙神经坏死后，虽然不那么疼了，但是炎症可以通过牙根尖的小孔扩散到牙根周围的组织，使得根尖周围的组织也产生炎症，即发展为根尖周炎。当根尖周的炎症进入急性期，主要表现为感觉坏牙长高，疼痛持续，不能咬牙。这种情况极端痛苦，影响进食，往往会持续3～5天，甚至会出现全身发热，后期疼痛缓解后，可能出现牙龈肿包、流脓。

（3）感染加重，治疗效果较差

根尖周炎症继续扩散会影响其他牙齿或部位，如果未及时治疗，可能出现多种严重后果。

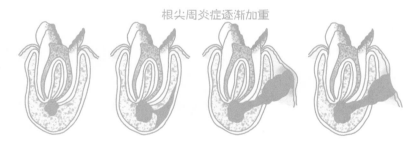

根尖周炎症逐渐加重

1）牙齿周围组织的炎症加重，骨质缺损范围增大，牙齿松动脱落。

2）根尖周可能形成囊肿，像气球一样，有一个壁包裹着内部的炎症组织，它会逐步扩大，牙槽骨会凸起，疾病不易治愈，有时需要结合外科手术进一步治疗才能控制炎症的发展。

3）造成其他部位的感染。根尖周的炎症会向着阻力小的方向突破到面部，造成面部的肿胀流脓，有时会突破到上颌窦内，形成牙源性上颌窦炎，此时炎症的控制还需要结合耳鼻喉科的相关治疗。

因此，王大爷虽然暂时没有疼痛症状，但致病因素还在，牙病不会自愈，可能会反复疼痛，而且如果不及时治疗，感染只会越发严重。

牙病早发现、早治疗永远是不二的选择。

第六节　牙疼就一定要做根管治疗吗?

　　不能简单地认为牙疼就一定需要根管治疗。只有明确牙疼来源于牙神经并且患牙可以保留的情况下,才需要根管治疗。

1. 什么是根管治疗?

　　根管治疗是牙髓感染治疗时控制感染的有效手段,疗效明确,远期效果稳定。根管治疗的过程简单说可以用以下几个词概括:打孔—去神经—预备冲洗—封药—充填。

　　首先从坏牙上"打孔",进入牙髓腔(牙神经在牙齿里的"居所");之后使用器械将感染坏死的牙髓组织清除,并逐级清除牙髓组织周围感染的硬组织;使用化学溶液冲洗根管(牙神经在牙根里的"居所")内部进一步消毒杀菌;接着在根管内部封药以进一步控制感染;最后使用牙胶等材料充填根管内部。根管治疗通过清除牙髓腔和根管里的感染并严格封闭根管通道,从而达到控制感染的目的。

2. 判断牙疼的原因

　　在进行治疗之前,必须明确"牙疼"是不是真的来自于牙髓。虽然牙神经疼是导致"牙疼"较为常见的原因,但也有很多其他疾病会表现为"牙疼",比如牙周炎、智齿冠周炎或牙裂等,甚至还有一些非牙齿来源的疾病会表现出牙疼,比如三叉神经痛、冠心病等。

　　只有对疾病的原因判断准确了，才能有针对性、有效地治疗。因此，牙疼时，一定要找专业的口腔医生进行诊断，明确病因，某些特殊情况，还有可能需要寻求其他专业的医生进行会诊。

　　像王大爷这样的症状，可以初步判断是牙髓来源的疾病，但还需要进一步细致的检查以确认。

3．患牙是否可以保留

　　如果患牙缺损范围太大，或者患牙已经劈裂，再或者牙根周围的炎症已经扩散到非常大的范围，则患牙可能无法保留。这种状态下，拔除患牙是控制感染，防止其他更严重并发症的有效方法。当然，也就不需要根管治疗了。

4. 吃消炎药可以替代根管治疗吗？

　　如果真的需要根管治疗了，那么吃消炎药肯定不能解决问题。因为牙神经和根尖周炎起始于牙体组织的破坏，破坏位点为细菌和毒素的侵入提供了通路。如果只吃消炎药，无法从源头上控制感染和疾病发展。

5. 有没有比根管治疗更快捷的治疗方法？

　　技术手段不发达的时代，口腔医生曾经使用"干髓术"和"牙髓塑化治疗"等方法，通过放置化学药物使牙髓组织直接僵化固定。虽然这种治疗方法简单快捷，但存在一定的毒性，而且疗效不确定，目前已被弃用。

在现阶段，虽然有学者也在尝试各种保存牙神经的治疗，但尚未达成临床共识。因此，目前王大爷的牙齿，如果临床检查判断能保留，则应当予以根管治疗。

值得说明的是，在有些病情比较复杂的情况下，可能还需要根尖手术才能彻底完成对炎症的控制，这需要请专业临床医师进行判断。

第七节　做根管治疗为什么这么麻烦?

　　医生向王大爷交代了他的病情和治疗建议，但是王大爷一听根管治疗需要来医院好几次，心里就打了退堂鼓，主要还是怕麻烦。

　　事实上，根管治疗确实是相对复杂的治疗，整个疗程一般需要 2 ~ 5 次，为了达到良好的治疗效果，这个过程是必须的，不能简化。前面我们已经说过，小小的牙齿，外表看似简单，其实内在结构复杂精妙。因此，想要彻底清除里面的感染物质，控制疾病的发展，也需要一定步骤和时间。让我们一起了解一下根管治疗的具体步骤。

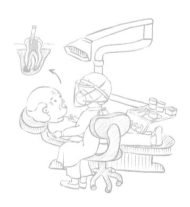

1. "打孔"，进入根管系统

　　这是根管治疗的第一步，也是非常重要的步骤。如同家里水道堵塞不畅时，疏通前需要找到合适的入口。这个过程是否

规范、到位，直接关系到后续治疗是
否顺利，甚至影响到治疗效果。

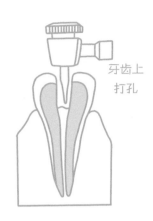

牙齿上
打孔

打孔之前，患牙要戴一个类似
"小雨伞"的橡皮布，隔绝口内唾液等
对患牙的影响。

在寻找根管系统的入路通道时，
很多时候需要借助显微镜和超声器械。
因为每颗牙齿的解剖形态不同、内部
结构不同，所以患牙入路的寻找难度
差异很大，花费的时间差异也较大。

有些复杂的病例，根管内部由于长时间受到外界刺激的影
响，内部组织已经发生"增生"（也就是钙化），从而造成管道
缩窄，入路的寻找就会非常耗时。

2. 去神经：机械清除根管内的感染组织

这一步骤的目标在于通过机械方
式将受到感染的牙神经及其根管壁四
周的感染组织进行清除。

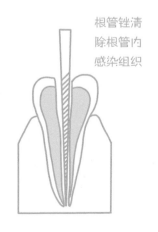

根管锉清
除根管内
感染组织

医生会用像"小针"一样的器
械——根管锉来完成这一步。根管锉
有不同的颜色和粗细，医生按照由细
到粗的顺序将根管锉依次放入根管内
部，通过旋转和切割的方式将感染组
织带出；通过根管锉逐级地增粗，相

应地不断清除根管内壁的感染组织，从而暴露出相对健康的牙体组织。这就像我们在找到入口清理水管时，需要先用较细的器械探路，再用较粗的器械带出管道中的阻塞物。

这一步骤往往也是最为耗时的，临床上常常会遇到根管不容易疏通的情况，因为有些患牙根管内部过分细窄弯曲，而有些牙齿牙根较多，临床医生常常从最小号锉开始一点点探路。患者来就诊的次数就会相应增加了。

3. 预备冲洗：化学药物冲洗、消毒、杀菌

这一步骤是同第 2 步机械清除同时进行的。一般在每一个锉使用后均要进行冲洗，将清洁下来的碎屑冲出，同时冲洗液也能够对根管内壁的微生物起到进一步的消毒杀菌的作用。

常用的冲洗剂有：不同浓度的次氯酸钠、2% 氯己定及 17% 乙二胺四乙酸（EDTA）二钠盐溶液等，除此之外，还会结合超声波装置或激光装置来加强根管冲洗的效果。

机械清除和化学药物冲洗互为补充，机械清除为根管冲洗提供空间，利于化学药物到达根管深部发挥作用，化学冲洗也能对清除器械起润滑作用，降低器械折断的风险。这两个步骤至关重要，是根管治疗感染控制的核心，是后期根管充填的重要基础，也是治疗时最花费时间的步骤。

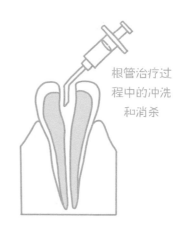

根管治疗过程中的冲洗和消杀

4. 根管内封药：进一步消毒

在完成根管机械清除和化学冲洗后，医生会对根管进行干燥处理，放入消毒的药物，一般是氢氧化钙类药物。

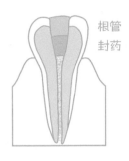

根管
封药

这一步骤的意义在于进一步减少感染根管的细菌，对机械无法到达的细微结构内的细菌发挥消毒作用，以及作为屏障防止来自上部牙冠的渗漏。

一般封药时间为 1 ~ 2 周。如果感染较重，需要延长药物作用时间，而且需定期更换新药剂以完成整个治疗。

因此，就像我们外伤后需要定期去医院换药一样，牙齿的治疗也不是一蹴而就的，需要多次逐步进行，这是感染控制所必须的。

5. 根管充填：杜绝再次感染

这是根管治疗的最后一步，它需要在上述根管内感染控制良好后才能进行，主要作用是严密地充填和封闭根管系统，杜绝再次感染。

一般使用固态的牙胶尖和具有流动性的糊剂类材料，除了可以填充根管内部，还可以包绕残余的病原体，使其无害化。

医生将"针状"的牙胶尖插入根管中，这是一种加热可流动的材料，因此能较好地适应根管系统的形态，由于它在冷却变硬的过程中有收缩，医生常常会用器械压紧，这是为了使充填更为致密。

此外，医生在牙胶尖上蘸有的流动性材料，就是糊剂，能够到达固体材料所无法进入的细小位置，进一步使充填致密性增高，临床常用的有树脂类根管封闭剂（如 AH plus）和生物陶瓷封闭剂（如 IRoot SP）等材料。

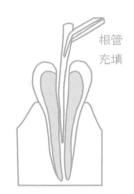

根管充填

另外，在根管粗大的情况下，还会选择无机三氧化物聚合物（MTA）或生物陶瓷类材料进行根尖封闭。

在根管充过程填中，需要拍 X 线片，以观察充填是否到位。

总之，根管治疗是一个复杂且精细的治疗过程，2 ~ 5 次的疗程是达到感染控制的必要过程，是不能节省的。

病情相对简单的话，治疗次数少，部分情况下，一次性根管治疗也是可以的，但并不是每个人都适合；病情复杂的话会酌情增加诊疗次数。因此具体的治疗次数需要医生结合病情来确定。

另外需要强调，根管治疗之后，需要进行冠部修复：一方面，可以严密封闭牙冠部分，防止感染进入根尖系统；另一方面，可以保护牙齿，以免牙齿因劈裂而拔除。

因此，王大爷在进行根管治疗前，一定要做好来就诊多次的准备，根管治疗虽然复杂，但疗效可靠，希望王大爷为了自己牙齿的健康，耐心完成所需的治疗。

第八节　根管治疗后注意事项

1. 好好刷牙

有的患者听说咬硬物可能导致牙劈裂，不仅不敢用患牙吃饭，甚至连刷牙都不敢了，这样就过犹不及了。牙齿如果得不到良好的清洁，牙齿上会积存很多脏东西，牙床会红肿易出血，增加感染概率，影响后续治疗。所以根管治疗期间和之后都一定要好好刷牙。

2. 疼痛别怕

如果根管治疗后牙齿出现疼痛不要紧张，多数属于正常的治疗反应。轻微胀痛过几天就会缓解，如果疼痛逐渐加重，要与主诊医生及时联系，在医生指导下服用消炎药和止疼药，也有可能需要提前复诊进行根管换药。

3. 准时复诊

根管治疗每次都有不同的治疗目的，根管内消炎消毒药物也是有药效时间的，万万不可因为牙不疼了而自行中断治疗，这样反而容易延误病情。如不能准时复诊请及时与医生联系改约，并获知注意事项。

4. 别咬硬物

根管治疗过程中，也会临时把牙洞补上，这时用的多是过渡性材料，不能承受过大的咀嚼力量，否则易折断或脱落。

　　另外，根管治疗的牙齿本身剩余的健康部分已经较薄弱，咬硬物后补牙材料有脱落的可能，而且还可能出现把牙齿咬断或牙齿劈裂的情况，从而导致拔牙。所以，通常情况下，根管治疗成功的牙齿，医生会建议给牙齿做个牙冠（俗称牙套）保护起来，以增强牙齿的整体强度。

作 者 简 介

张海英　北京口腔医院牙体牙髓科副主任医师，口腔医学博士，主要从事牙体牙髓疾病的预防、诊断与治疗，擅长牙体微创美学修复，牙体牙髓一体化治疗，显微根管治疗和显微根尖手术。

李米雪子　北京口腔医院牙体牙髓科主治医师，口腔医学博士，擅长牙体牙髓疑难病例的诊断和治疗设计、显微根管治疗与再治疗、显微根尖手术及数字化冠部修复等。

PART

3

牙周病，全口牙齿缺失的首要风险因素

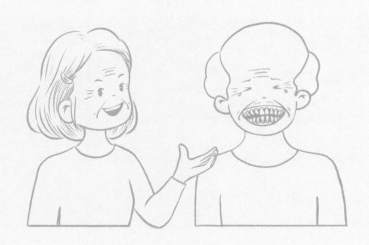

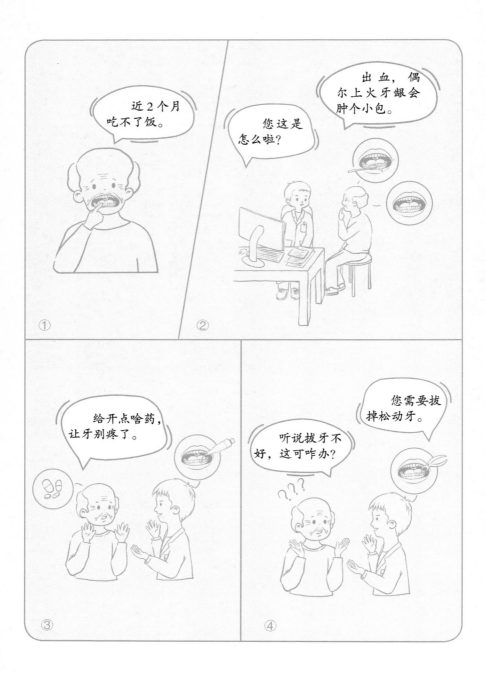

病例：

　　李大爷近2个月吃不了饭，因为他的下门牙松动了。他到口腔医院看病，对医生说：其实下门牙已经松动很多年了，以前还能凑合用，就是刷牙有些出血，偶尔上火牙龈会肿个小包，但是吃消炎药几天就好了，所以没当回事。但是2个月前，自己不小心啃了口苹果，疼得厉害，牙齿也松得更厉害，现在什么都吃不了了。李大爷身体很棒，没有什么慢性病，从来没有看过牙，也没有洗过牙。他听别人说洗牙不好，他不愿意洗牙。他就是想请大夫给开点药，让牙别疼了，能吃东西就行。但是医生说松动的牙齿不能保留了，得拔掉。可是李大爷听说拔牙不好，也不愿意拔牙。李大爷这下犯难了，不知道怎么办才好。

第一节　牙齿松动是什么病?

　　"牙齿松动"是疾病的一种表现,很多疾病都有可能引起牙齿松动,比如牙齿受到撞击,比如"牙根发炎",再比如牙根周围长了"囊肿"。但是引起"牙齿松动"最重要、最常见的疾病是牙周病,而且往往是这个疾病发展到晚期的主要表现。

1. 什么是牙周病?

　　牙周病,简单地理解就是因为牙齿周围发炎了,破坏了牙齿周围的牙肉(牙龈)与骨头(牙槽骨)。

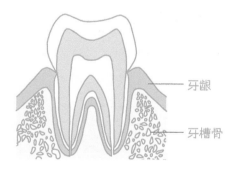

牙龈

牙槽骨

2. 牙周病有什么特点?

　　这种病在早期的时候首先表现为牙龈炎症,牙肉变成鲜红色,而且很脆弱,大多数人会出现刷牙出血,但是不会很疼,而且有时候轻有时候重。很多人都会像李大爷一样,觉得没什么太大影响,不去管它。

　　但是随着病情的发展，炎症逐步从牙龈扩展到牙槽骨，也就是往深层破坏了。牙槽骨在发炎的情况下，就会萎缩或者吸收，越来越少。当牙槽骨吸收特别多的时候，就无法支撑牙根了，牙齿就会松动。这非常像我们看到的水土流失现象，再挺拔的大树，如果树根周围的土流失了，树就会摇动，进而倒掉，牙齿也是如此。

　　李大爷的牙齿越来越松动，越来越疼痛，无法吃东西，他得的就是牙周病，更准确地说是牙周炎。

牙周病进展过程：牙龈炎症到牙槽骨吸收

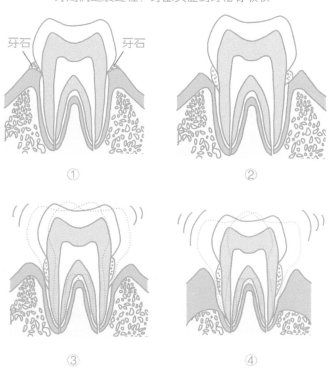

第二节　牙周病有哪些典型表现?

　　牙齿松动是牙周病发展到晚期的表现。在这之前,有很多信号会提示牙齿周围出问题了。如果李大爷早点关注牙周问题并提早做治疗,就有可能控制住疾病的发展。下面介绍几个典型的牙周病的表现,一旦发生,就要及早去治疗。

1. 刷牙出血,牙龈红肿

　　刷牙出血是很多人都有过的经历,偶尔刷牙的时候,吐出泡沫后发现有点血丝,漱漱口就好了。有些人使用一些"止血牙膏"来改善这个问题;有些人在刷牙的时候不敢碰到牙龈;当然还有些人不把这个当回事,因为它不疼嘛。其实刷牙出血是我们的牙周组织在求救的第一个信号。

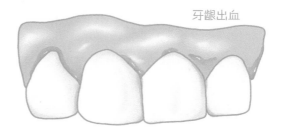

牙龈出血

　　在牙周病早期,炎症仅侵犯到牙龈(也就是牙肉),牙龈内局部毛细血管增生,牙龈变得红肿、松软、脆弱,当它受到刺激的时候就容易出血。不光是刷牙,还有啃硬物时,比如说啃个苹果,牙龈会出血,甚至吃个馒头,牙龈也可能出血;还有一些人早晨起来，发现口水里有血，或者枕巾上有血，这是牙龈发炎比较严重的表现。如果置之不理，没有及早地治疗，炎症进一步发展累及到牙槽骨，就有可能导致牙齿流脓、肿包、松动、脱落等一系列问题。

2. 牙齿松动与移位

前面已经解释了李大爷的牙齿为什么会松动，当牙槽骨吸收或者萎缩后，牙齿不仅会松动，还会移位。什么是牙齿移位呢？就是牙齿从本来正常的位置跑到了其他的地方，一般它不会跑很远，但是会影响美观和功能，还会造成其他牙齿的异常。

比如，原来紧密整齐地排列的大门牙，变成像扇子一样分开，牙齿"变长"，牙缝变得很大，甚至嘴无法闭紧了，这个称为"扇形移位"。很显然，它不美观，但这可不仅仅是美观与否的问题，同样也会影响功能。因为这会改变牙齿的咬合位置，也就是说下牙会咬到上牙的牙根或者牙肉。这种情况会让上牙牙根周围的牙肉受到创伤，发炎，进而继续萎缩，最终前牙无法啃食物了，还会继续松动。

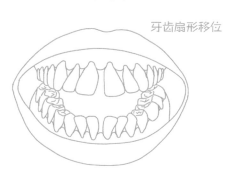

牙齿扇形移位

另外，长在后面的大磨牙，也会因为牙周病而移位，导致牙齿的间隙变大。这种情况的危害是食物嵌塞，就是吃东西塞牙。如果不能及时将塞牙的食物清理干净，这周围的牙齿可能出现龋齿，而且牙周炎继续发展，最终牙齿松动脱落。

3. 牙周脓肿

李大爷一"上火"，牙龈就肿个包。这个"包"就是牙周脓肿，只不过它可不是"上火"引起的。

牙周脓肿是牙周炎发展到晚期出现的一个常见表现。牙周脓肿一般发病都特别急，突然就肿了，在患牙牙龈处形成半球状的肿胀突起，牙龈发红、水肿、疼痛与牙齿松动等表现特别明显，影响进食；要是好几颗牙一起发作，还有可能发烧。

如果牙周脓肿变成慢性的，就是在牙龈上反反复复地起包，有脓流出来，这个时候一般就不疼了，但是牙齿会随着时间推移，越来越松动，虽然症状变轻了，但是对全身健康的影响却变大了。可以想见，身体里总有一个地方在发炎、流脓，那些炎症引起的反应，包括细菌引起的菌血症等都会对全身（如心脏、血管、呼吸系统、胃肠道系统等）造成不良影响。所以，千万别小看了牙周脓肿，及时治疗非常必要。

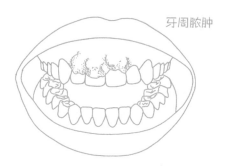

牙周脓肿

　　最后，关于牙周脓肿，还得提示一下，如果患有全身系统性疾病，尤其是糖尿病、艾滋病等，牙周脓肿的发生率有可能会大大增加。所以，如果真的出现了反反复复的牙龈肿痛、流脓，好多牙齿越来越松动，也需要去看看内科，检查一下是否有相关的全身疾病。

4. 牙龈退缩与冷热敏感

　　牙周病还会使很多人牙齿变得越来越长，不是牙长长了，而是因为牙龈越来越矮、牙肉包不住牙根所致；牙缝也会越来越大，怕凉怕热得厉害。这些都是因为牙周炎症造成包绕牙根的牙槽骨发生吸收，附着在骨头上的牙肉随着就退缩了，就好像支撑的架子倒了，挂在上面的软组织，也就是牙肉，随之塌陷了一样，牙根当然就暴露出来了。

　　牙根虽然也是硬的组织，但是它没有牙冠那么厚那么硬，牙根上还有很多细小的管道，连着内部的牙神经，所以遇到冷热酸甜刺激的时候，比如喝点冷水，咬个酸橙子，甚至吸了凉风，都会感觉酸疼。

5. 呼吸异味（口臭）

呼吸异味，通俗地说就是口臭，会让别人感到不舒适。所以，这个问题困扰好多人。

现在我们已经知道，那些导致牙周病的细菌会释放好多挥发性的不好闻的气味分子，所以在呼吸、说话时可能产生令人不舒适的气味。在所有导致口臭的原因中，牙周病是最主要的。所以，如果有明显的呼吸异味，可以先在口腔科或者牙周专科进行检查和治疗。

口臭让谈话双方都很尴尬

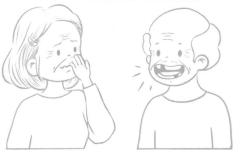

第三节　为什么会得牙周病？

牙周病这么厉害，什么是导致这个疾病的元凶？

——是牙菌斑微生物！

直白讲，就是牙齿太脏了！

这些细菌和微生物比较难对付，可不像我们感冒发烧、伤口感染那样用点抗生素，吃点消炎药就能立竿见影地有效果。所以医生不会给李大爷开消炎药来解决问题。

原因就是这些长在嘴里的微生物会利用唾液里的物质，粘在一起，形成有组织的、排列有序的斑块。它们就像一个可以抵抗外界药物杀灭的"细菌微生物军团"，分工明确，组织严明，它们不是散兵游勇，它们可以互相帮助，共同抵抗外界的干扰。

当然，它们也共同造成牙周组织和牙体组织的感染。当它们在牙龈和牙齿表面的时间足够长，牙龈就会发炎；牙龈发炎如果不控制，牙龈下方的牙槽骨就会跟着发炎，然后出现前面说的好多表现：牙龈肿痛，牙齿松动移位，牙齿脱落等。

所以，真正能消灭这些微生物的方法就是机械地清除：自己在家刷牙，用牙线，到医院请医生洗牙……不让它们在嘴里待的时间过长，这样才能保持健康。

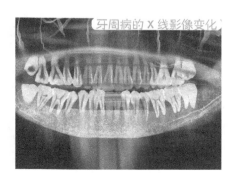

牙周病的 X 线影像变化

第四节　认真刷牙也会得牙周病吗？

既然牙菌斑微生物是重要的致病因素，那么清除掉它就是最重要的维护口腔健康的方法。不过，有的人即使每天刷牙还是会得牙周病，为什么呢？

1. 怎么做才算是"认真"刷牙？

（1）每天刷牙 2～3 次

口腔是一个开放的环境，每时每刻都存在数以百万计的细菌。它们牢牢地贴在牙齿表面，形成牙菌斑，如果没有及时清理，牙菌斑会逐渐矿化成牙石，这个过程很快，通常只需要几天的时间。就像外出几天，回家就会发现屋里到处都是灰尘。所以，认真刷牙首先要保证刷牙的次数，每天都要刷 2～3 次。

（2）学习正确的刷牙方法

刷牙的方法也很重要。现在广泛推荐使用的刷牙方法是将重点是放在牙龈与牙齿交界的地方，也就是靠近牙根的地方。

（3）刷足够的时间——3～5 分钟

刷牙要刷够 3～5 分钟，牙齿的里面、外面、吃饭的面都需要进行仔细的清理。再使用牙线、牙缝刷等工具进行牙齿邻面缝隙的清理。在以上这些都能够很好完成的情况下，才是一次有效的"认真"刷牙。

2. 为什么光靠自己"认真"刷牙是不够的？

　　但是，只靠这样的"认真"刷牙还是不够的。为什么？还是拿"在家打扫卫生"打比方，即使我们每天都认真地擦桌子、擦地，但是永远都会有卫生死角，里面藏着很多脏东西。这就需要定期的专业的大扫除。也就是说，除了自己每天坚持认真刷牙、用牙线清理牙缝隙，还要定期请专业口腔医生来检查、洗牙，帮助彻底清洁。这样才能保证口腔卫生一直都合格。

　　李大爷每天都刷 2 次牙，喜欢用硬毛的牙刷，感觉有劲儿，每次使劲儿横着刷 1 分钟。他闺女给他买的牙线，他用了一段时间感觉太麻烦了，就没怎么用，有时候实在塞牙塞得难受，他就拿牙签剔一剔。这就不是有效刷牙。而且他也没有定期检查口腔，最后不可避免地得了牙周病，炎症逐步加重，等他意识到问题的时候，很多牙齿只能拔除了。

　　学习有效刷牙，定期检查口腔，是预防牙周病发生最重要的方法。

第五节　牙周病怎么治？

　　牙周病是慢性病，它的治疗也是缓慢而长期的过程。那些牙石就像陈年的水垢一样结在牙齿上，而且就算被清除掉了，它们还会不断地生长。所以，牙周病的治疗需要耐心，更需要信心。只要患者和医生共同努力，一定能达到很好的效果。

　　如果已经得了牙周病，就像李大爷这样，牙齿反复肿痛，松动了，应该怎么做呢？

1. 详细检查，了解病情

　　医生会给李大爷做详细的口腔检查，根据检查结果制订治疗计划。医生还会给李大爷解释这些治疗的程序，包括时间、费用和可能出现的相关问题。得到李大爷的同意，才能开始治疗。

2. 拔除松动牙

　　按照医生的建议，李大爷需要拔掉已经松动的、不能保留的牙齿。需要提示一下，尽早拔掉那些没有治疗希望的牙齿，对其他牙齿的治疗很重要，这一点在后面还会详细解释。

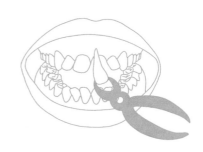

3．学习刷牙、用牙线

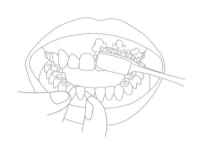

李大爷要学习正确地刷牙和使用牙线等，坚持维护好自己的口腔卫生。当然，这个需要一定的过程，要想改变自己的生活习惯，可不是那么容易的。在今后的反复治疗过程中，医生会通过检查，不断地提示李大爷，鼓励督促他有效地刷牙，使用牙线和（或）牙缝刷。

4．洗牙

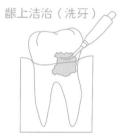

龈上洁治（洗牙）

医生为李大爷的口腔疾病做治疗时应该会包括洗牙。洗牙在专业术语中被称为"龈上洁治"，目的就是要把能看见的牙石、牙菌斑这些刺激物，以及导致感染的脏东西清除掉。

如果仅仅是牙龈出血红肿，并没有牙肉里面的或者牙槽骨的感染，这种情况就是牙龈炎，是牙周病里比较轻的，只要定期洗牙（一般半年到一年），就可以达到保持牙周组织健康的效果。

5．龈下刮治

李大爷得了牙周炎，他的牙肉里面，也就是牙根上也长了很多牙石和牙菌斑，这些问题不是洗牙可以解决的了。他需要做"龈下刮治"，龈下刮治可以理解成更深层次的洗牙，是把包裹在牙根上，洗牙洗不到的脏东西清理出来，从而消除炎症。

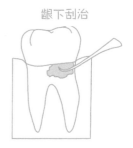

龈下刮治

以上的过程是牙周治疗中最基础的治疗，也是可以很好地消除炎症的方法。很多人都可以经过这样的治疗，解决牙龈红肿出血的问题。那些只有轻度牙周炎的牙齿，在很好的维护下，也可以保持长时间相对健康的状态而没有其他问题。

6．牙周手术

李大爷有很多松动的牙齿，有的需要拔除。这说明他牙齿周围的牙槽骨已经吸收或者萎缩得很严重了。"水土流失"严重，还能恢复吗？

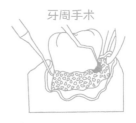

牙周手术

很遗憾，在大部分情况下，现在还没有特别有效的方法让已经没有了的牙槽骨再长回来。这也是医生为什么经常说牙周炎无法治愈的原因。但是也不必灰心，很多牙齿经过洗牙、龈下刮治等消炎治疗，是可以吃东西和行使功能的。一些比较严重的牙齿，如果经过上面反复的治疗，还是不能达到好的效果，医生也有相应的对策，就是做牙周的手术。

这类牙齿周围的手术，需要经过专科培训的牙科医生来完成。通过手术，可以把因为发炎而吸收得凹凸不平的牙槽骨和牙肉进行修整，还能把那些特别难清理的部位做一个彻底的清理。这样可以让牙齿保持更长时间的健康状态。

而且，如果牙槽骨吸收的样子正好比较合适植骨，医生也会做一些促进牙周组织再生的手术，尝试促进一部分牙槽骨长回来。当然，是否能做这些治疗，还需要医生经过检查和手术进行判定。手术听起来很让人害怕，其实对于健康人，或有基础疾病但是控制良好的患者，基本都是可以耐受的。

李大爷身体健康，在经过了 2 轮洗牙和龈下刮治后，有些牙齿还需要做牙周的手术，进一步消炎，并促进一部分牙槽骨的新生。

7. 镶假牙

李大爷做了基础的牙周治疗还做了手术，牙周治疗就结束了吗？还没有！他还拔了好几颗牙齿呢，这些牙齿是需要修复的，也就是镶牙。为什么镶牙也是牙周治疗？因为牙周组织的健康会影响到很多口腔里的其他治疗，尤其是镶牙。

如果李大爷想镶个假牙，假牙就要挂在真牙上，但是如果真牙的牙周炎没有得到很好的控制，那假牙也用不长。临床上有好多人因为挂假牙的真牙松动掉了，导致假牙白镶了。所以，镶假牙之前，牙周的治疗和维护特别重要，医生也会特别关注那些需要镶牙的部位，做很多有针对性的治疗。

李大爷问"镶假牙太麻烦，可不可以做个种植牙呢？种植牙不用挂在其他牙齿上，是不是就没有影响了呢？"其实，种植牙对牙周组织的健康要求更高。种植牙如果没有很好的维护，也会得牙周炎。因此，对李大爷来说，镶假牙或者种植牙都是牙周治疗的一部分，是需要牙周支持的。

8. 定期复查

李大爷最终镶了假牙。但是，牙周治疗没有结束。根据医生的建议，他要每隔 3 ~ 6 个月来复查，做牙周的治疗，比如洗牙或者龈下刮治等。医生也会根据他的口腔情况，提醒他哪些位置没有刷干净，加强口腔卫生，并确定进一步的治疗计划。

看，牙周治疗是一个序列治疗的过程，要经过这么多的步骤。牙周病需要终身维护与治疗，就像做家务一样，我们总要每天打扫一下，同时定期大扫除。也许刚开始会觉得很麻烦，但是当我们认识到牙周的重要性，慢慢养成好习惯，也就不麻烦了。认真地保持口腔卫生，定期牙周复查，通过患者与医生的共同努力，一定会维护好牙周的健康和口腔的健康。

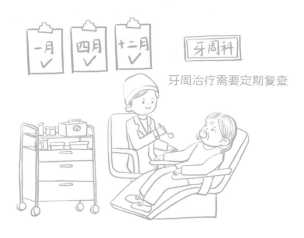

牙周治疗需要定期复查

第六节 松动牙一定要拔掉吗？

在本章的第一节，已经解释了牙周病导致牙齿松动的原因。那么松动牙是不是要拔掉，或者换句话说，哪些松动牙一定要拔掉，不是一个简单的问题。

1. 什么样的牙齿必须拔除？

（1）看牙齿松动程度

如果牙齿松动的程度像李大爷早些年那样，不影响吃饭，没有反复发炎，通过医生的检查，发现牙根周围还存留了足够多的牙槽骨，是可以保留的。但是现在，他已经发现牙齿松动得非常厉害了，什么都吃不了，影响口腔的功能了，医生检查发现牙根周围的骨组织几乎都没有了，这样的牙齿一般情况下都得拔掉。

（2）看松动的牙齿是否引发其他疾病

比如，松动牙导致周围的牙齿长了龋，而且治疗起来非常困难，通常需要拔牙。

又比如，牙齿松动了，造成上下牙的咬合混乱或者食物嵌塞，进而牙龈出现反复肿痛，如果这些问题不能彻底解决，医生经过评估，也会建议拔牙。

（3）看牙齿本身是否有无法治疗的疾病

医生也会评估牙周病和牙齿本身的疾病状况，判断是否拔牙。牙齿本身没有特别松动，但是牙根周围或者牙根本身都出现了严重且无法治愈的炎症等病损，通常只能拔除，以防止病变发展到更深的组织，造成更大的问题。

2. 该拔的牙不拔，会发生什么问题？

牙齿治疗无望，必须要拔，如果一直拖着不拔，会导致更多或更大的问题。

（1）连累其他牙齿

李大爷现在连碰都不敢碰他的松动牙，更别提刷牙了，必然会连带着附近的牙都刷不了，时间长了旁边的牙齿会因为缺乏清洁而出现更严重的牙周病或者其他的口腔疾病。

（2）影响全身健康

松动牙经常伴发牙龈的肿胀疼痛，甚至流脓肿包，长期的这类炎症会导致全身其他系统疾病的风险提高，比如心脑血管疾病、糖尿病等。

（3）影响后续治疗

很多人，包括李大爷，都觉得拔牙太可怕，还是等牙齿自己掉比较好，没有太多痛苦。但是，如果牙齿已经病变到自己就脱落了，这就意味着牙槽骨已经出现了大量的吸收，牙齿缺失的部位经常会出现一个大大的凹坑，未来不论是想镶假牙还是种植牙，都会增加难度，效果不佳。

所以，没有保留意义的牙齿要尽早拔除，及时止损，为了一颗已经不好的牙，连累了其他还行的牙齿，得不偿失。

第七节

为何牙周治疗后牙缝变大了，还怕冷怕热？

很多人都有这样的经历，洗牙后或者是做完牙周治疗后，感觉牙缝变大了，还冷热敏感。所以，李大爷的一个亲戚告诉他：千万别洗牙，把好好的牙都洗坏了！那么到底为什么洗牙会洗出牙缝？是洗牙把牙齿洗坏了吗？

1．牙齿本身就有缝隙

首先必须明确的是，牙齿和牙齿之间本身就是有间隙的，不是粘在一起的。正常状态下，这些间隙里充满了牙槽骨和牙肉。

2．为什么牙缝会变大？

当口腔卫生没有维护好的时候，牙菌斑和牙石会附着在牙齿和牙肉表面，随着时间延长，这些刺激物会进入牙缝之间，迫使牙肉和牙槽骨萎缩吸收，这时牙缝已经形成了，只是一开始被牙石堵住了，就像墙腻子一样把所有的牙连成了一片，浑然天成，仿佛没有牙缝，也没有不舒适的感觉。当洗牙把牙石去除以后，牙缝就会露出来。

牙周炎会让牙龈红肿得非常厉害，可以把牙缝盖住。经过牙周治疗以后，牙龈从又红又肿的状态慢慢恢复成健康的薄而坚韧的状态，感觉上像是牙龈缩回去了，牙缝露出来了。但其实只是牙龈恢复了本来的模样，暴露了掩藏的病情。

3．为什么会冷热敏感?

当牙根暴露很多，就会引起冷热敏感。一般来说这种冷热敏感随着时间的延长以及使用脱敏牙膏会逐步消退，但是已经出现的牙缝是不会消失的。

第八节　变大的牙缝还能治好吗？

　　很遗憾，到目前为止，这种情况很难治好。牙缝变大的原因是填充这部分牙缝的骨头由于炎症的作用萎缩了，而萎缩的骨头大多数情况下是无法恢复的。

　　虽然牙周治疗的一些手术技术，比如在骨头缺损的地方放入人工骨粉，可以长成新的骨头，恢复牙槽骨的高度，但是这些手术都有严格的适应证，也就是说只有在特定的情况（比如骨头吸收只在局部，形成一个窄而深的坑）才有可能做这类手术。如果骨头吸收是整体的，一马平川，专业术语称之为"水平型骨吸收"，由于材料的限制，很难形成新的骨头。

　　大多数发生牙龈退缩时牙槽骨的吸收都是水平型骨吸收，所以牙槽骨很难再长出来了，想要让牙缝消失几乎是不可能的。

　　所以，我们的重点永远是预防牙周病的发生，而不是等到牙周病已经发生的时候再后悔。

　　最后，关于这个问题还要给大家一个提示：千万别去不正规的口腔诊所，让不专业的医生把牙缝给补上或者填上。这就相当于给牙齿装了一块人造的牙石，虽然当时没有牙缝了，但是，随着时间推移，填上的材料会老化、变粗糙，会沾上牙菌斑和牙石，牙龈和下面的牙槽骨还会继续萎缩，最后导致牙齿松动脱落。

第九节　牙周病怎么预防?

　　李大爷在了解了这些关于牙周病的知识以后，终于意识到自己其实是治疗晚了，错过了最佳的治疗时机，心里非常难过。但是想到自己的孩子和孙女儿，很怕他们以后也变成自己这样，李大爷问医生"怎么才能预防牙周病呢?"

1. 定期看牙医，端正口腔保健观念

　　其实很简单，定期看牙医，防患于未然。很多人都以这辈子从来没看过牙当作一件非常骄傲的事情，其实这是不正确的观念。大家应当从小掌握有效的刷牙方法，学会使用牙线，每半年到一年根据情况让专业的口腔医生进行检查，定期洗牙，如果发现有向牙周病发展的趋势，及时治疗干预。

2. 关注牙齿健康，从小做起

　　如果家里有父母或者亲戚牙不好，年龄不大牙齿就掉了，更要从小就关注牙齿健康，因为牙周病是会受到遗传因素影响的。

3. 戒烟

　　吸烟不但对肺不好，也是非常明确的牙周病高危因素，牙周病的严重程度和抽烟的量是密切相关的。建议大家最好一辈子不抽烟；如果已经抽了，那就尽早戒烟；就算无法立即戒烟，

也至少做到少抽一些，只要少抽，对牙周病的影响就会少一些。一般情况下，如果可以把吸烟量减到每天 5 支以下，对牙周组织的影响就会比较小了。

4. 积极治疗与控制全身系统性疾病

牙周病也与很多全身系统性疾病相关，比如糖尿病、类风湿、肾炎等，积极治疗与控制全身疾病也会对牙周健康有积极的作用。

总而言之，保持口腔卫生，定期检查是最简单、最便宜，也是最好的预防牙周病的方法。

作 者 简 介

季　瑾　北京口腔医院口腔显微诊疗中心副主任，口腔医学硕士，副主任医师；主要从事牙周常见病、多发病的诊断与治疗，擅长各类牙周手术，激光、牙周内窥镜治疗等新技术和新方法，尤其擅长牙周软硬组织增量手术。

朱思颖　北京口腔医院口腔显微诊疗中心住院医师，口腔医学硕士；主要从事牙周常见病、多发病的诊断与治疗，擅长各类常见牙周手术治疗及口腔常见病的诊疗。

拔牙前后事，不可不知

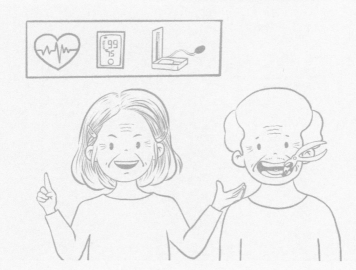

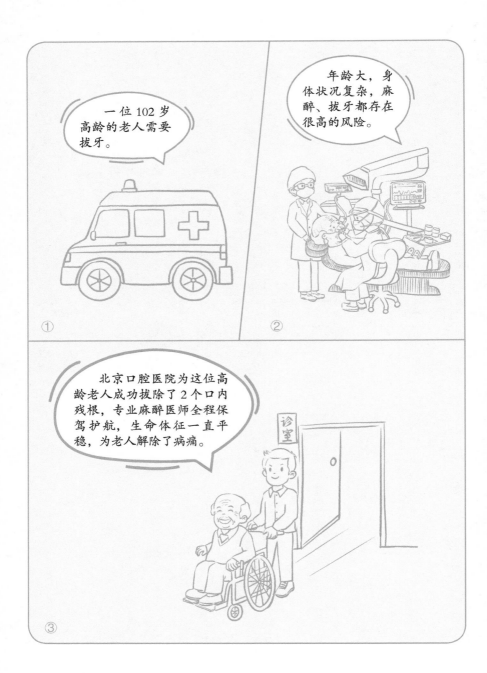

病例：

近日，北京口腔医院为一位 102 岁高龄的老人拔除了患牙，解除了病痛。老人的身体状况复杂，既往患有高血压、冠心病，脑梗死后无法行走，是由急救车送来医院的。

老人一直有牙疼的问题，时好时坏。家属也曾带老人多方求医，但限于年龄和身体状况，小小的"牙疼"始终没能得到治疗。后来牙疼得越来越厉害，影响了正常吃饭，只能喝些稀粥，老人情绪也越来越不稳定，时常发脾气。听说北京口腔医院可以心电监护拔牙而且没有痛苦，家属帮老人约了号。

经专业评估，患者年龄大，身体状况复杂，麻醉、拔牙都存在很高的风险，但为了让老人的晚年生活不再被牙疼困扰，医生们决定试试。麻醉医师首先给老人吸入笑气进行镇静，并监测血压、血氧、心率、动态心电图，根据患者情况调整笑气浓度。麻醉医师全程保驾护航，监护仪显示生命体征一直平稳。牙医最终成功为老人拔除了 2 个口内残根，平安顺利地为老人解除了病痛。医护人员和家属都长出了一口气。

第一节　拔牙前需要做什么准备?

拔牙有创伤，而且容易出现各式各样的并发症。为了降低老年患者，尤其是伴有全身性系统疾病的老年患者拔牙后并发症发生的风险，并且让拔牙过程更加安全顺利，感受更加舒适，请注意以下几点建议。

1. 选择正规的口腔门诊或专业的口腔医院就诊

选择正规的口腔门诊是第一个重要提示，尤其是高龄老年人（年龄大于 70 岁），或者有心脑血管疾病、肝肾、血液等全身系统性疾病的患者，如果要拔牙，应选择到口腔医院进行拔牙前评估。

一方面综合评估口腔情况，确认是否必须要拔牙；另一方面根据患者全身病情状况，例如平时服用什么药物、有什么基础疾病、近期身体以及病情的控制情况等，评估是否需要提前用一些相关的药物，或停止现在服用的药物，或者有哪些拔牙的前后特殊注意事项，这很重要。如果全身情况不稳定，医生会建议暂缓拔牙治疗，也会给予相应的其他解决方案。

2. 进行拔牙术前检查

为了做出最专业的评估，很多高龄老人、伴有全身系统疾病的患者，在拔牙前都需要做与自身疾病相关的术前检查，或者提供可以表明疾病控制情况的检查数据。比如，糖尿病患者需要查血糖控制情况，包括餐前和餐后的血糖值、糖化血红蛋白值、即刻血糖值等；心脑血管疾病的患者，拔牙前一定要检查心率、血压，可能需要检查血常规、血液生化、凝血功能。一般来说，所有的系统性疾病患者，都应该在病情控制稳定时才能拔牙。

3. 选择心电监护，降低风险

高龄老年患者或有全身系统性疾病的患者，拔牙过程中会精神紧张，加上手术刺激及疼痛的影响，可能会发生心脑血管意外，比如突发的心肌梗死或脑出血等，严重的有可能危及生命。为了降低这种风险，建议选择在心电监护镇静镇痛下进行拔牙手术，以全方位地守护患者的生命安全。

（1）什么是心电监护拔牙？

心电监护拔牙是在不间断地监测心电图、血压等生命指标的状态下进行拔牙。

也就是说，拔牙在专业的医师和专业的仪器下进行全程监控，密切观察患者的血压、心率、心电图、血氧饱和度等生理指标，确保拔牙手术在患者可承受的心血管负荷下进行。术中一旦出现不良情况，医生可以立刻中断手术，并及时予以心血管方面的救治，以确保患者的生命安全。

心电监护设备

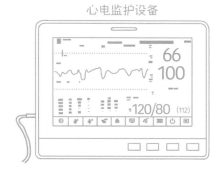

（2）哪些人需要在心电监护下拔牙？

总体来说，高龄（超过 70 岁）老年患者，或者有心脏病、高血压病史且病情稳定者，若需要拔牙治疗口腔疾病，都需要在心电监护下拔牙。患者的病情是否稳定，需要经过相关内科麻醉医生的确认和口腔医生的评估。

拔牙前是否停用常规药物

药物种类	药物名称	是否需要停用
抗高血压药	β受体阻滞剂：酒石酸美托洛尔片、富马酸比索洛尔片、盐酸索他洛尔片	不停用
	钙离子通道阻滞剂（CCB）：硝苯地平缓释片、盐酸维拉帕米缓释片、盐酸尼卡地平片、盐酸地尔硫䓬缓释片	不停用
	血管紧张素转换酶抑制剂（ACEI）：盐酸贝那普利片、卡托普利片，马来酸依那普利片	不停用
	血管紧张素Ⅱ受体拮抗剂（ARB）：氯沙坦钾片、缬沙坦片、厄贝沙坦片	不停用
	利尿剂：氢氯噻嗪片，螺内酯片	不停用

小课堂

续表

药物种类	药物名称	是否需要停用
抗高血压药	复方制剂：复方利血平	术前停药一周，换用其他降压药
抗血小板药物	阿司匹林、氯吡格雷、噻氯匹定	不停用
抗凝药物	华法林、香豆素、利伐沙班	凝血功能检查指标中，两周内的国际标准化比值（INR）< 2.5，可不停用；若 INR（两周内）≥ 2.5，需停药。
抗心律失常药物	地高辛，奎尼丁，胺碘酮	不停用
他丁类药物	阿托伐他丁、辛伐他丁、普伐他丁	不停用
降甘油三酯类药物	贝特类、烟酸	手术当日早晨停用（贝特类可将其他药物从血浆蛋白结合位点替换下来，导致麻醉药物作用加强；烟酸具有扩张血管作用，麻醉期间有诱发低血压的风险）
抗癫痫类药物	苯妥英钠、卡马西平	不停用
抗抑郁药物	丙咪嗪、舍曲林、氟西汀	不停用
抗焦虑药物	地西泮、劳拉西泮	不停用
抗精神病药物	氟哌啶醇、利培酮、奥氮平	不停用

小课堂

续表

药物种类	药物名称	是否需要停用
抗帕金森药物	左旋多巴	不停用
单胺氧化酶抑制剂	苯乙肼，溴法罗明，托洛沙酮、异卡波肼、苯环丙胺	术前至少停用两周（患者麻醉中可能出现严重药物相互作用，且与阿片类药物合用可能发生呼吸抑制、嗜睡、低血压和昏迷）
平喘药物	类茶碱，吸入用激素、异丙托溴铵、沙丁胺醇	不停用
止咳祛痰药物	复方甘草口服液、复方可待因、氨溴索、桃金娘油	不停用
肺动脉高压用药	西地那非、前列环素	不停用
抑酸、抗反流用药	雷尼替丁、奥美拉唑	不停用
口服降糖药物	二甲双胍、吡格列酮、格列本脲、罗格列酮	正常吃早餐、午餐，不停用
胰岛素		正常吃早餐、午餐，不停用
肾脏用药	骨化三醇、阿法骨化三醇、肾脏维生素、铁、促红细胞生成素	不停用
前列腺用药	特拉唑嗪、坦索罗辛	不停用
激素类药物	泼尼松、甲泼尼龙、黄体酮、雌二醇	不停用
特殊治疗骨质疏松药物	双膦酸盐类药物	至少停用一年

第二节　高血压患者拔牙需要注意什么?

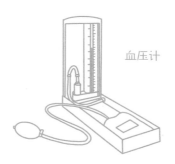

血压计

1. 高血压患者拔牙有一定危险性

高血压是最常见的系统性疾病，很多人在正常服降压药后，血压可以控制在正常范围内，没有任何症状，所以很多老年朋友都觉得自己没有高血压。殊不知，这个病很难痊愈，完全需要药物控制，它带给身体的影响是不能忽视的。

（1）高血压患者拔牙，会有什么风险呢?

出血

一般情况下，如果没有出血性疾病，比如白血病、血小板减少性紫癜或者再生障碍性贫血等，拔牙时很少会出现拔牙创口出血不止的情况。但是如果血压偏高，血管脆性会增加，就有可能出现拔牙后不容易止血的情况。

晕厥

高血压患者，尤其是老年人，血管舒张收缩功能与血压调节机制减退，拔牙的时候精神紧张，很容易发生虚脱或晕厥。

心血管意外

如有高血压或冠心病等，由于拔牙时需要打麻药，又有手术刺激，再加上精神紧张，容易引发急性心肌缺血、心律失常等意外情况。

（2）血压控制平稳，为什么拔牙还会导致血压升高？

精神紧张

有过拔牙经历的朋友都有这样的感受：一坐上牙椅就十分紧张，无论是否有高血压，只要一看到穿白大衣的大夫就会出现心率加快、血压升高现象，我们称之为"白大褂高血压"。

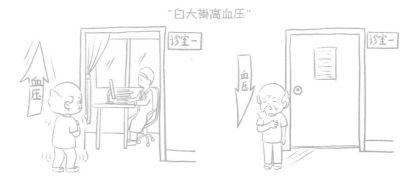

"白大褂高血压"

药物作用

在拔牙时，为了增强局麻药的麻醉效果，常规需在麻醉药中加入一定量的肾上腺素，而肾上腺素会导致血管收缩、心跳加快，进而血压升高。

因此，少数高血压患者可能会因为血压控制不好，或者过度的紧张焦虑，在拔牙时出现心律失常和心脑血管意外，危及生命。显然，高血压患者拔牙，医生和患者都要承担一定风险。

2．如何减少高血压患者拔牙的风险？

（1）充分的评估

高血压并不是拔牙的禁忌证，但是患者一定要在专业医生的评估和指导下进行拔牙。

（2）控制血压最重要

建议尽量把血压控制在正常范围（140/90 mmHg）以内，把风险降到最低。

如果患者还合并有糖尿病，血压应该控制在130/80 mmHg以内。

老年人可以适当放宽到150/90 mmHg 以内。

有些平时血压稳定、单纯紧张焦虑的患者，在专业医生评估后，血压也可以放宽至180/100 mmHg 以内。

（3）保持情绪平稳

特别注意，拔牙时要配合医生，尽量放松心情。医生会根据患者的情况，在拔牙前给予适量镇静镇痛药。

（4）完善相关检查

如果高血压患者长期服用华法林等抗凝药，拔牙前应该检查血常规和凝血功能，预防拔牙后出血不止。

因此，高血压患者如能在拔牙前做好充分准备，保持血压稳定，放松心情，积极配合医生，在心电监护镇静镇痛下拔牙，风险就会大大降低。

心电监护拔牙适应证

1.高血压病情稳定在 1 个月以上，休息睡眠良好，口服降压药后血压控制良好。

2.稳定的慢性心力衰竭患者，心功能控制在Ⅲ级以下。瓣膜病患者，经外科瓣膜置换或内科药物治疗且病情稳定的患者。

3.心律失常患者，心功能Ⅲ级以下，偶尔发生房性早搏及（或）室性早搏；Ⅰ度、Ⅱ度房室传导阻滞，完全或不完全右束支传导阻滞；左前分支或左后分支传导阻滞，心室率在 50 次 / 分以上的窦性心动过缓；心室率在 100 次 / 分以下的慢性房颤等。

4.冠心病患者，慢性冠状动脉供血不足，有相应治疗，冠心病经介入治疗或搭桥手术，服用抗血小板药物，凝血功能正常者。急性心肌梗死病情控制后 6 个月以上者。

第三节　心血管疾病患者拔牙需要注意什么?

1. 患了心脏病，拔牙有什么风险?

拔牙会对心脏产生影响，如引起血压升高、心律失常，导致冠心病发作，严重时可诱发心搏骤停。

2. 拔牙为什么会引起心脏功能的变化?

当医生把牙齿连根拔出，这个过程会刺激神经，导致自主神经系统的兴奋。并且拔牙中患者往往伴有紧张、恐惧心理，也会导致交感神经过度兴奋。自主神经系统的过度兴奋，就会引发一系列心血管系统反应，例如心动过速、血压升高、血管收缩等。

3. 心脏病是拔牙的禁忌证吗?

心脏病患者拔牙，虽然有一定危险性，但也不是绝对禁忌，应在拔牙前具体分析疾病的种类及严重程度。一般慢性心脏病患者，只要病情稳定，没有心功能不全（即没有轻微活动或平卧时胸闷气喘）表现，都可以拔牙。

4. 如何降低心脏病患者拔牙的风险?

心脏病有很多种，不同类型的患者，如果确需拔牙，有不同的注意事项。

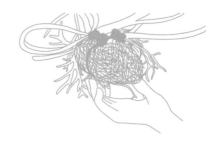

（1）冠心病患者

　　冠心病是老年患者最为常见的心血管系统疾病。临床实践证明，只要掌握一定指征，在严密监护下，也就是心电监护镇静镇痛下拔牙，绝大部分冠心病患者是完全可以顺利地拔牙的。

　　冠心病患者拔牙时要注意的问题如下。

　　第一，拔牙前应提醒牙科医生自己患有冠心病，尽量不用肾上腺素，因为肾上腺素有收缩血管，升高血压的作用，有可能增加心血管疾病发作的风险。

　　第二，拔牙前患者尽量保持情绪稳定。在正规的口腔门诊或者口腔专科医院就诊，最好请有经验的医生操作，确保损伤小、时间短，使患者情绪稳定，血压不发生较大的波动。

　　第三，如果是不稳定心绞痛的患者（在非体力活动下发生胸闷、憋气、胸部及左肩左臂疼痛，或者心绞痛发作次数突然增加，持续时间延长且程度加重）应当先由综合医院的内科进行治疗，病情稳定后再拔牙。如确实需要此时拔牙，牙科医生会选择心绞痛发病间歇期进行，而且拔牙前还要准备一些抗心绞痛的药物，如硝酸甘油等；或者拔牙前医生可以让患者预服一些抗心绞痛、扩张冠状动脉的药物。

第四，冠心病患者如果需要拔除很多牙齿，一般应分期、分批拔除坏牙，尽量减少拔牙术的时间和损伤。

（2）风湿性心脏病或先天性心脏病患者

风湿性心脏病或先天性心脏病患者，一般存在着心脏本身结构的病变，比如瓣膜的结构和功能改变等。而拔牙后会在口腔里形成一个创口，也就是拔牙窝，口腔内的细菌可以通过这个创口进入血液循环，引起一过性菌血症。

对于正常的人来说，拔牙导致的菌血症一般不引起症状，但是对风湿性心脏病或先天性心脏病患者来说，容易引发细菌性心内膜炎，加重原有心脏瓣膜的病变。

对于这类患者，应在拔牙手术前后，服用抗生素。具体服用哪些药物、服用的时间，根据每个患者自身的情况，医生会给出不同的建议。常规情况下，应该服用抗生素 3 ~ 5 天，药物建议使用广谱抗生素＋甲硝唑或替硝唑。对青霉素过敏者可用其他抗生素，具体以医生医嘱为参考。

总之，拔牙前告知牙科医生自己的病情，并按照医生的医嘱进行检查、服药是非常关键的。

（3）心律失常患者

按不同的心律失常类型，先进行治疗，待心律失常稳定后才可以拔牙。拔牙应心电监护镇静镇痛下进行。

（4）联合用药的患者

很多心脏病患者都在联合服用华法林、阿司匹林、氯吡格雷等抗凝或抗血小板药物，在拔牙前一定要主动告知医生。为了减少拔牙出血的风险，某些情况下，医生会要求检查凝血功能，或者停用某种药物，或者暂时不做拔牙的手术。

心血管疾病拔牙禁忌证

1. 6个月以内，有心肌梗死病史者。

2. 3个月内，有心肌炎病史者。

3. 近期心绞痛频繁发作。

4. 心功能Ⅲ～Ⅳ级或有端坐呼吸、口唇或指端青紫、颈静脉怒张、下肢水肿等症状。

5. 有三度或二度Ⅱ型房室传导阻滞、完全性束支传导阻滞、阿斯综合征史者。

6. 心脏病合并高血压者，应先治疗高血压，等血压稳定后再拔牙。

7. 充血性心力衰竭。

8. 未控制的心律失常。

9. 风湿性心脏病活动期，术前未应用抗生素预防感染性细菌性心内膜炎。

10. 未控制的高血压。

第四节　糖尿病患者拔牙需要注意什么？

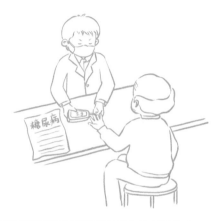

1．糖尿病患者拔牙可能出现什么风险？

目前老年糖尿病在我国发病率高达 20%，合并糖尿病的老年拔牙患者人数也越来越多。

老年糖尿病患者的并发症与伴发病特别多，而且也更复杂。在拔牙的前后，他们的血糖波动，无论是高血糖还是低血糖，都会增加拔牙并发症。其中最常见的问题是拔牙后的伤口感染，伤口不愈合，以及可能诱发的心脑血管意外（如急性心肌梗死）等。

2．糖尿病患者拔牙前后血糖波动有哪些危险？

大家都知道，高血糖容易导致伤口感染或者伤口不愈合。但是很多人不知道，低血糖也非常危险。

这是因为老年人神经反应迟钝或存在神经病变，当血糖过低时，也经常没有什么感觉，这个被医生称之为"无感知低血糖"。这种低血糖是非常危险的，它很可能出现低血糖昏迷，而且若发生在夜间则更危险，常因错过抢救时机导致严重脑损伤，甚至死亡。

而且，低血糖还可能诱发心肌梗死及脑卒中（就是脑梗死），如果糖尿病患者伴有心脑血管疾病，低血糖更危险。

再有，低血糖导致的神经系统影响，容易导致患者摔伤、骨折等机体损伤。

3. 老年糖尿病患者拔牙时怎么管理血糖？

对于老年糖尿病患者（＞65岁）的血糖控制应根据患者实际情况，遵循个体化原则选择不同的控制标准，既不能太高，也不能太低。

糖尿病患者在拔牙术前，空腹血糖＜8.88 mmol/L，可以降低拔牙术后合并感染的风险。

但有些老年糖尿病患者往往达不到拔牙前的血糖控制水平，而且极可能出现低血糖的危险。所以，在某些情况下，这类患者的血糖需要控制在如下水平时再拔牙才安全：空腹血糖≤10.00 mmol/L，糖化血红蛋白（HBA1c）≤8.5%。

对于急诊拔牙的患者，也就是在情况紧急、必须拔牙才能解决患者口腔问题的时候，老年患者的随机血糖可以放宽至13 mmol/L以下。

小课堂

中华医学会内分泌学分会目前建议围手术期血糖的目标管理应根据手术类型、全身情况进行个体化制定，实行一般控制、宽松控制和严格控制的分层管理。

1. 一般控制：空腹血糖 >6 mmol/L 且 ≤ 8 mmol/L，餐后 2 小时血糖（2 hPG）>8 mmol/L 且 ≤ 10 mmol/L。

2. 宽松控制：空腹血糖 >8 mmol/L 且 ≤ 10 mmol/L，2 hPG >8 mmol/L 且 ≤ 12 mmol/L，特殊情况可放宽至 13.9 mmol/L。

3. 严格控制：空腹血糖 >4.4 mmol/L 且 ≤ 6.0 mmol/L，2 hPG >6 mmol/L 且 ≤ 8 mmol/L。

普通外科手术可采用宽松控制标准，但术前糖化血红蛋白要求在 8.5% 以下；而对于复杂精细手术和器官移植手术则采用严格控制或一般控制。

第五节

肾衰竭的尿毒症患者拔牙应该注意什么？

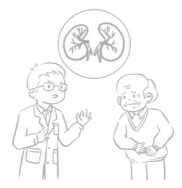

1. 需要肾内科医生的协作

　　肾衰竭的尿毒症患者常合并其他脏器损害，且抗感染能力差，拔牙时要谨慎对待，一定要在拔牙前咨询相关的肾内科医生。拔牙前牙科医生会详细询问肾病治疗病史，全面掌握病情。

2. 拔牙前先控制和预防感染

　　尿毒症患者，合并有感染者先控制感染。血液透析患者应在术前、术后给予抗生素以预防感染。

3. 拔牙前完善各项检查，确认病情稳定

　　病情稳定的指标：血常规及肝肾功能控制在一定水平，血

色素不低于 100 g/L，白蛋白不低于 35 g/L，肌酐维持在 600 ~ 800 μmol/L，血糖正常，凝血酶原时间（PT）和部分凝血活酶时间（APTT）正常，血压、心电图正常。

4. 拔牙时间确认

正在血液透析治疗的患者拔牙的话，需要在血液透析前 24 小时，或者血液透析 48 小时后。由于肾衰患者血液中会持续集聚一些毒素，无法由肾脏排出，规律的透析治疗非常重要。口腔是有菌环境，口腔治疗会造成一过性的菌血症，所以口腔治疗需要尽量安排在透析前 24 小时进行，或者安排在血液透析后 48 小时，减少口腔治疗对全身的影响。

第六节　拔牙后需要注意什么?

拔牙完成后，医生会告知患者拔牙后注意事项，有的医生还会给患者一份"注意事项告知单"。患者及家属要记得获取医生或医疗机构的联系方式，心中有任何疑惑时都可以及时询问，回家后如果出现紧急情况也可以及时寻求帮助。回家后如遇到严重出血（唾液中有血丝为正常现象）、口服镇痛药物后依然疼痛难以忍受等情形，应及时到就近的口腔门诊就诊处理。

小课堂

拔牙术后"注意事项告知单"

1. 拔牙术后咬紧纱卷，30～45分钟后可吐出纱卷，纱卷留置时间不要超过1小时，以免引起感染或出血。

2. 拔牙后24小时内勿漱口和刷牙，勿吐唾液，勿吸吮创口，以免血凝块脱落，影响创口愈合。拔牙后24小时内，有少量渗血属正常现象；复杂牙拔除后24小时内可以局部间断冷敷。上颌磨牙拔除后，如果有必要，医生会建议您勿用力擤鼻涕。

3. 不要触摸拔牙创口（按压或舌头舔），拔牙2小时后可进温凉软食，3日内避免用拔牙侧咀嚼。

小课堂

4.拔牙后若有非正常大量出血、剧烈疼痛、肿胀、张口受限等，请及时复诊。北京口腔医院为患者提供24小时急诊服务。

5.拔牙后，请遵医嘱服用消炎药和止痛药，必要时可行全身抗感染治疗，以避免引起创口感染和疼痛。术后出现高热，口服消炎药48小时后仍有发热症状（≥37.3度），请去综合医院发热门诊行消炎退热治疗。

6.拔牙后7天内不可剧烈运动。上颌阻生智齿拔除后，如果3天内需乘坐飞机或进行其他低压操作，请先咨询您的诊治医生。

7.请遵医嘱于5～7天进行复诊，进行拔牙创口检查及拆线。

8.拔牙后两至三个月可酌情进行缺失牙的修复治疗。

作 者 简 介

扈大为　北京口腔医院麻醉科、舒适化口腔治疗特需中心副主任，口腔医学学士，临床麻醉硕士，副主任医师；主要从事口腔舒适化治疗、口腔颌面外科麻醉、小儿口腔全麻治疗、口腔相关急症处理及急救工作。

牙齿缺损，及时补救

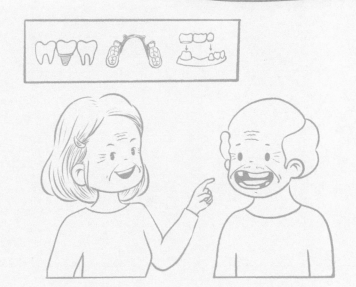

李大爷是小区里的"美食家"，做饭可好吃了。

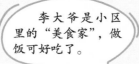

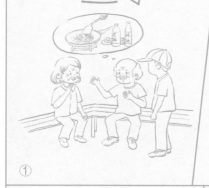

①

李大爷之前有颗牙"杀了神经"，医生建议他给那颗牙做个牙冠保护起来，但李大爷没做。

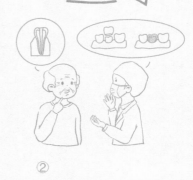

②

那颗杀过神经的牙最近劈了，疼得紧，邻居们给了他各种各样的建议，李大爷不知道该听谁的。

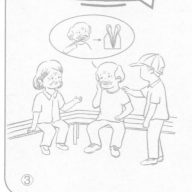

③

最终，医生告诉李大爷这颗牙现在劈得太深，得拔掉。李大爷后悔之前没做牙冠……

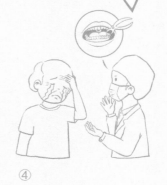

④

病例：

　　李大爷是小区里出了名的美食家，经常跟大家分享一些做饭的经验和菜谱。可是这几天，李大爷突然不爱聊做饭的事了。大伙儿一问才知道，半年前李大爷有个牙"杀了神经"，医生当时建议他做个牙冠把牙保护起来，李大爷觉得反正也不疼了就没当回事。结果，几天前，李大爷正美美地享受着炸花生米的时候，杀过神经的那颗牙劈了，疼得李大爷好几天都没好好吃饭，更没心情做好吃的了。大伙儿七嘴八舌，有人建议他再补一次牙或者做个牙冠；有人说得拔牙后再种植一颗牙；还有人说可以磨了旁边的好牙做个固定桥，或者镶个活动假牙凑合着，实在不行就不管它，过几天就习惯了；更有甚者劝李大爷拔掉嘴里所有的牙，镶个全口假牙。这可让李大爷犯了难，这么多镶牙方法，他到底该怎么办好呢？

　　于是，李大爷挂了口腔医院修复科的号，想听听专业医生的建议。医生做完检查后告诉他，这颗牙在咬劈之前是可以做个牙冠保护起来的，但现在劈得太深，不得不拔掉，拔牙后需等3个月以后再考虑种植、活动假牙或固定桥等修复方法。如今，李大爷后悔当初没有把医生的建议放在心上，没及时做一个牙冠……

第一节　牙齿有洞？补牙！做牙冠！

1. 补牙

在第二章的内容里，我们详细谈了什么是补牙。通常，当以下情况出现时我们应该补牙：牙齿有洞，吃饭硌掉了一块牙，刷牙方法不正确导致牙面出现豁口，自己待着莫名地某颗牙疼，遇冷热刺激牙疼……

医生通过把腐坏的部分清理干净后，把缺损的地方补起来，就是俗称的"补牙"。补牙最常用的补牙材料是复合树脂，这种材料的颜色接近牙齿的颜色，其硬度也能满足我们的使用需要。

但是，当牙洞或缺损的面积过大，或缺损的部位实在不利于补牙材料稳定待住，或者反复补牙出现折裂、脱落等问题，这时就需要考虑其他的修复方式了，比如牙冠修复。

2. 在原有牙根的基础上做修复——牙冠

李大爷的牙之前因为牙齿有洞不在意，导致牙神经发炎，做了根管治疗（杀神经）才从"牙疼不是病，疼起来真要命"的"魔咒"中解脱出来。医生当时建议他做个牙冠把牙保护起来，但李大爷没当回事。医生为什么建议李大爷做牙冠呢？不做会怎么样呢？

（1）为什么要做牙冠？

当牙齿缺损较大的时候，即使把洞补好了，剩余的牙体组织也不足以支撑患牙像以前一样行使功能了，这时候就推荐给这个牙做牙冠。尤其是经过根管治疗的患牙，牙齿没有神经了，而且失去部分血运，牙齿的营养供给会减少，剩余的牙齿就像枯树枝一样，在外力作用下，容易折断劈裂，进而导致拔牙风险增加。这样会增加后续治疗的难度和就诊次数。所以，这时候，医生通常会建议进行牙冠修复。

牙冠，俗称牙套，相当于给脆弱的牙齿穿上一层屏障衣。牙冠既能降低牙齿劈裂的风险，又能良好地恢复患牙咬合咀嚼功能，还能很大程度上改善美观。

（2）做牙冠为什么还要磨掉一部分牙齿？会不会更不结实了？

牙冠修复的确需要再磨除一部分牙体组织，这是因为牙冠本身是需要一定的空间的，必须把原有的坏牙做一个很好的预备，这样未来的牙冠才能更结实、更合适。

虽然这种磨除牙齿，对患牙存在一部分创伤，但是所有的治疗都是一场博弈，在分析利弊之后选择出最优方案。而且随着全瓷材料的进步、"微创"理念的发展，现在做牙冠只需要磨除很少一部分的牙齿。

（3）做了牙冠就可以随意吃东西了吗？

那么，做个坚固的牙冠，是不是就可以肆无忌惮地嚼铁蚕豆了？

答案是否定的。牙冠虽然是牙齿的防护衣，但并不是所向无敌的，也会脱落、破损。

另外，牙冠下方的牙根由于缺少神经、血运而变脆，在不恰当的外力作用下也容易出现折裂。但是到目前为止，医生还没有办法给牙根也套上保护套。

因此，做了牙冠后，也要少吃过硬的食物，并且在牙冠出现问题时，及时就医治疗。

（4）做牙冠影响拍 CT 和核磁吗？

李大爷还有个顾虑，他有颈椎病和腰椎间盘突出，将来如果要拍核磁，做了牙冠以后对拍核磁或者 CT 有影响吗？

医生告诉李大爷，如果选择全瓷材料的牙冠，对拍 CT 和核磁几乎没有影响，所以越来越多的人首选全瓷冠。

含有金属材料的牙冠，对 CT 和核磁的影响也分两种情况。

第一种情况，如果含有金属材料的牙冠松动了，由于核磁检查有可能会使牙冠的松动加重，极端情况甚至会出现牙冠的脱落，导致脱落的牙冠穿透周围的组织，造成严重的穿通伤。因此，对于已经松动的金属材料牙冠，必须在做核磁之前取下来。

第二种情况，金属材料会在 CT、核磁成像时产生伪影，导致牙冠周围的组织看不清。含"金"的贵金属材料牙冠影响范围较小，一般不会要求取下来。但含有"镍""钴"等金属的牙冠影响范围较大，有时医生会建议拆除牙冠后再行 CT、核磁检查。

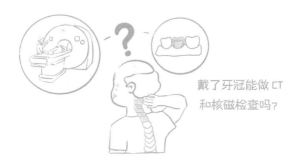

戴了牙冠能做 CT 和核磁检查吗？

第二节　拔牙后怎么办？镶牙！

　　错过了做牙冠的时机，李大爷的牙也咬劈了，没办法利用原有牙根做牙冠修复，无奈只能拔掉了。李大爷问医生，可以不镶牙吗？我周围有好多邻居就用剩下的牙吃饭，吃嘛嘛香，这样可以吗？

1. 缺失牙齿不镶牙有什么危害？

　　缺牙是老年人常遇到的口腔问题，随着年龄增加，有相当多的老年人因龋齿、牙周病等原因拔除了个别牙齿或大部分牙齿。有些老人觉得缺牙以后并不影响吃饭，怎么都能应付，还有一些老人则因为怕看牙而迟迟不去镶牙。这主要还是因为对缺牙以后不及时镶牙的危害不甚了解。

　　（1）缺牙影响咀嚼功能和消化功能

　　缺牙最直接影响的就是咀嚼功能。前牙可以切咬食物，后牙可以磨碎食物，相互配合完成吃饭这个动作。所以，当缺牙较多的时候，对咀嚼功能的影响较大。

　　（2）缺牙可造成其他牙齿的损害

　　缺牙影响口内剩余牙的健康，牙齿缺失而长时间不镶牙，旁边的牙会向空缺的位置倾斜，和缺失牙相对应的上下牙会伸长。这些变化都将影响到其他牙齿的排列，时间久了形成干扰，可能出现疼痛、张不大嘴、张闭嘴时关节弹响、疼痛等症状。

　　牙齿移位还可造成相邻牙之间出现间隙，引起塞牙，如果不能及时清洁，非常容易导致其他牙齿龋坏或松动（牙周炎）等。

（3）影响美观

显而易见，前牙缺失肯定会影响美观。

后牙缺失同样会影响面容，最主要的问题是导致面下部的高度变短，嘴瘪了，面部皱纹增加了，人显得苍老了。

（4）影响语音功能

前牙参与一些语音的发音，前牙缺失会影响某些发音的准确性，导致发音不准，也就是常说的说话漏风。

2. 镶牙的3种方法

医生给李大爷介绍了三种镶牙方法：种植牙、固定桥和活动假牙，不知道如何抉择的李大爷，决定这次好好听听医生的建议。

（1）种植牙

种植牙的前提是口内的患牙已经完整拔除，接着在缺牙的牙槽骨里植入人工金属的牙根，等人工牙根长结实后，再在上面做个牙冠或活动假牙修复。它最大的优点就是大部分情况下都可以做成固定的假牙，不需要自己摘戴，不损伤或者很少损伤邻牙，不影响核磁等影像学检查。

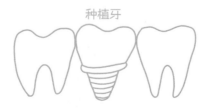

种植牙

（2）固定桥

什么是固定桥？它是利用缺牙两侧或一侧的邻牙来进行修复的，类似于工程上的桥梁结构。这种方法做出的假牙也是固定的，不需要自己摘戴。不

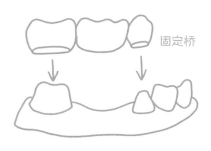

固定桥

过这种方法对两侧邻牙的要求较高，并不是人人都能做的。此外，固定桥因为要磨除相邻的牙齿，损伤大，费用相对较高，和种植牙相比，这些年已经不作为首选的固定镶牙方法了。

（3）活动假牙

顾名思义，活动的假牙需要患者经常摘下来清洗干净后再戴回去。通常，活动假牙需要磨除旁边邻牙很少量的牙齿组织。由于活动假牙体积大、异物

可摘型活动假牙

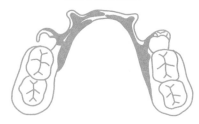

感明显、金属连接体影响美观、使用功能有限，它常常是患者最后的选择。但是相对来讲，这种方法时间短、费用低，对患者口腔的条件要求低，因此它现在还是老年患者常见的镶牙方法。

第三节　种植牙那些事儿

1. 什么是种植牙？

种植牙，有人从字面理解，认为种植牙是往骨头里埋一枚"种子"，然后让它发芽，从骨头里长出一颗新牙来。其实没有这么"神奇"，恒牙缺失后，我们再也没有"牙种子"，也不可能再长出新牙。种植牙其实是直接"栽树"，而不是播种、发芽的过程。简单说来，就是在我们缺牙部位的骨组织里装入种植体，充当人工牙根，然后再在种植体上面镶上牙冠。

2. 种植牙的优点有哪些？

种植牙最大的优点就是较少损伤或不损伤周围的牙齿，独立存在，不依靠其他的牙齿，它最像我们自己的牙齿，尤其在行使功能上。

相比活动假牙，种植牙没有基托，或者基托面积较小，所以更美观、更舒适、更方便。

作为一种非常安全的"体内金属异物"，它的主要材料是"钛"，不影响患者做 CT、核磁等影像学检查。

3. 种植牙的缺点有哪些？

种植牙修复技术属于外科手术范畴，一方面，对患者的身体条件和缺牙部位都有一定要求，不是人人都能种植的；另一方面，有可能出现手术的并发症。所以建议患者看正规口腔科，请专业医生进行种植。

　　另外，种植牙的价格相对较高，需要的治疗时间长，就诊次数较多。

4. 种植牙的过程

　　常规种植可以分成两个步骤。

（1）种"牙根"

　　在局部麻醉的状态下，切开缺牙部位的牙肉（牙龈），暴露下方骨组织，然后精准地钻一个种植的窝洞，再将种植体（也就是金属的人造牙根）放到这个窝洞里，缝合牙龈。然后等种植体与牙槽骨结实地长在一起，这个过程一般需要 3 ~ 6 个月。

　　待种植体和周围的牙槽骨紧密结合后，再次切开牙龈，暴露种植体顶部，放上一个叫作"愈合基台"的金属部件，让牙龈在这个"愈合基台"周围生长，以帮助牙龈长成需要的外形，为牙冠修复做准备。这个过程通常需要等待 2 周。

　　当然，如果患者条件好，医生有时会将两次手术并成一次手术，即在种植体植入的同时，在种植体上放上"愈合基台"，缩短了牙龈塑形的时间。

（2）镶牙冠

　　当牙龈塑形达到预期效果时，就可以开始第二个步骤——"牙冠修复"。

　　医生通过"咬牙印"复制口内情况，然后在模型上制作个体化的牙冠，最后将制作好的牙冠以特殊的连接方式固定到种植体上。根据复杂程度，这个过程的时间从一两周到一个月不等。

总之，常规种植修复过程，从开始手术到最后镶牙完成，整个周期需持续 3～6 个月。

除了常规的步骤之外，有的患者还需要植骨、上颌窦提升等步骤，以帮助达到种植的术区条件，因此就诊次数可能会更多，相应的种植修复周期也会随之延长。具体步骤和时间，必须经过专业医生的治疗方案确定。

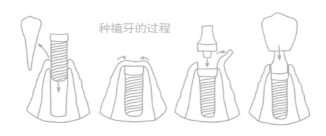

种植牙的过程

5. 种植牙的一些问题

（1）种植牙疼吗？

种植手术一般在局部麻醉下进行，麻醉药起效后，患者不会感觉到疼痛，但仍能感觉到医生的操作。麻醉药效力减退后，术区会有轻微的不适或疼痛，可以适当服用止痛药缓解。如果将种植手术后的不适程度与拔牙类比，有的患者感觉疼痛轻于拔牙术后的感觉。

当然，以上都是常规种植的情况，如果患者的情况复杂，例如，需要大量的植骨，这类的手术治疗往往会出现较严重的术后疼痛和肿胀。这时，医生会给患者进行相应的药物治疗和其他缓解症状的措施。总体来讲，种植手术后的疼痛感或不适感在大部分人的可承受范围内。

（2）可以在拔牙的当时种植牙吗？

在拔牙的同时植入种植体，然后当时进行临时牙冠修复，这种方法被称之为"即刻种植即刻修复"。它最大的优点就是拔牙的当天就能恢复一部分美观。当然，这也是很多人特别青睐的种植方法。

但是，这种方法对医生技术的要求较高，而且对患者自身条件的要求更高。由于亚洲人普遍颌骨较窄（也就是自身的牙槽骨比较少），以及不同的缺牙原因，能满足"即拔即种即刻修复"的人并不多。

（3）牙周炎患者能种植牙吗？

牙周炎患者，在口腔卫生维护良好且满足种植条件的情况下，是可以选择种植牙修复缺失牙的。但是牙周病患者最常见的问题有两个：一是骨量不能满足种植的条件；二是牙结石、细菌和不良的口腔卫生习惯容易导致种植牙的感染和失败。所以想要种植效果好、种植牙使用时间长，患者在种植手术之前应进行完善的牙周治疗，并在种植之后定期复查，并且建立良好的口腔卫生习惯。否则，随之而来的种植体周围发炎、牙龈肿痛和种植牙脱落，就很难处理了。

（4）糖尿病患者能种牙吗？

糖尿病患者的骨愈合能力下降，会影响种植体和骨组织的结合，从而增加感染和失败的风险。因此，种植前后需要严格控制血糖：空腹血糖控制在 7.0 mmol/L 以下，糖化血红蛋白控制在正常值范围内（4% ~ 6%）。为了进一步降低风险，除了控制血糖外，还需要配合术前术后的预防性抗感染治疗，选用表面活性的亲水种植体等，以提高种植成功率。对于已经完成种植术的患者，如果后续血糖控制不良，也会影响种植牙的使用寿命和效果。

（5）伴全身疾病患者的种植牙问题

年龄不是种植牙的拦路虎，如果身体能够耐受手术，符合种植牙的条件，即使耄耋之年，照样可以拥有种植牙。但是如果半年内出现过心脏病发作，或者接受过心脏手术，或者存在不稳定性心绞痛的情况，都是不能进行种植手术的。此外，短期内进行过放化疗、使用过双膦酸盐类药物、对钛金属过敏，以及需定期服用激素类药物治疗的患者，也不建议采用种植牙修复术。

伴有高血压、冠心病、甲状腺疾病、骨质疏松等情况的患者，需要医生结合疾病的具体情况做分析。倘若病情控制稳定，是可以在心电监护的状态下进行种植手术的，但术前术后需要遵从医嘱做相应的辅助治疗。

对于有乙肝、丙肝等传染病史的情况，如果病情控制稳定不在传染期，可以考虑种植牙。

需要注意的是，有研究表明，吸烟会导致种植牙的失败率增加。因此，除手术前后需要禁烟外，建议患者严格控制吸烟量，当然戒烟是最好的保护。

在选择种植手术后，医生会全面询问患者的身体状况，即使当时没有疼痛不适等症状，相应疾病还是会影响手术效果。因此，为了自己的健康和更合理的修复治疗，请务必向医生告知您的具体病情和用药情况。

6. 种植牙术前准备和检查有哪些?

（1）术前检查

在确定选用种植修复方式后，医生会根据患者的具体情况做详细检查，包括口腔检查、影像学检查、血液学检查，甚至骨龄、骨密度的检查等。检查项目会因人而异，需结合患者的自身情况来选择。在完善检查后，医生会出具一个详细的修复计划，可能包括拔除患牙、牙周治疗、牙体治疗，以及全身疾病控制等方面的治疗。为了使我们的种植牙能够在嘴里使用更长的时间，医生会把控种植修复的适应证，只有满足条件的患者才可以进行种植手术。

（2）术前准备

在明确可以进行种植修复后，患者需要在术前戒烟、戒酒，保持良好的口腔卫生和精神状态。

长期服用降压药、抗凝药等药物的患者，不要在手术前随意停药，需在医生指导下用药，以避免停药或用药不良导致的手术并发症或手术前后的不适症状。

有些患者还需要在医生指导下，在术前服用抗菌药物或止痛药等。

值得注意的是，术前不能空腹，一定要适量进食，否则空腹加上紧张等情绪，容易引起晕厥、心慌以及低血糖相关的症状。

由于种牙属于外科手术范畴，术前需要局部面部消毒，因此患者要尽量避免化妆、留胡须等，以免影响消毒效果和术中医生对患者体征的观察。

除此以外，医生还会根据患者的具体情况嘱咐更详细的术前准备。

7. 种植牙是否能达到真牙一样的效果？

总的来说，种植牙是模拟真牙结构的一种修复方式，当种植体与周围的骨组织牢固地结合后，在很大程度上它近似于天然牙，能够满足患者日常的咀嚼、美观等功能。但是，种植牙不是天然牙。

种植牙与天然牙的区别：种植体与牙冠是通过特殊方式进行连接的，它有可能会出现断裂、松脱等机械性的问题。

种植牙缺少天然牙的牙周膜组织，导致它无法像真牙一样感受冷热刺激和压力，通常不建议种植牙长期承受过大的咬合力。

种植牙的"防御系统"也比天然牙差，所以同样受到牙周病菌的侵袭，种植牙可能更容易败下阵来，进而出现种植体周围感染、牙龈肿痛、食物嵌塞加重，甚至松动脱落。

所以，种植牙不是天然牙。它更需要定期地维护和小心地使用。建议患者要定期复查，检查咬合，并对种植体周围进行清洁，及时发现问题，及时处理，防患于未然。虽然种植牙被称为人类的第三副牙齿，某种意义上讲，它是相较于活动义齿和固定桥而言更好的修复方式。但到目前为止，它仍不能代替天然恒牙的地位。

8. 种植牙能用多久？

　　值得注意的是，种植牙并不是一劳永逸的。理论上讲，种植牙没有我们人类自己的天然牙好，但是如果使用且维护得当，种植牙也可以长期使用。目前，研究表明，经过严格设计，并采用恰当技术植入的种植体，其 5 年或 10 年的存留率可以高达 90% 以上。假如，种植牙出现了松动脱落或者感染需要取出，就相当于拔掉了一颗患牙，待拔牙创口愈合后，若条件允许，仍可以再次种植修复。

第四节　固定桥修复那些事儿

1. 什么是固定桥修复？

除了种植修复以外，还有一种不用摘戴的假牙可以解决局部少量的缺牙问题，俗称固定桥修复。这种修复就像跨江大桥在两岸与地基连接的过程。典型的固定桥修复是由三颗牙冠组成的，两边的牙冠作为桥墩，中间的作为桥体，三颗连结在一起，两边的牙冠粘在缺牙间隙两侧的邻牙上，这两颗邻牙会被磨小，好套上牙冠。

2. 固定桥修复的优点

固定桥修复体的体积、外形和咀嚼效能都近似天然牙，美观，效果良好，异物感小，相比活动义齿更容易适应，同时还免去患者自行摘戴的苦恼。相比于种植牙，固定桥能免去手术的痛苦，周期较短，就诊次数少，所以常常作为替代种植修复的固定修复方法。

3. 固定桥修复的缺点

固定桥修复的缺点也是显而易见，作为固定桥的桥墩，缺牙两侧的牙齿常常需要磨除大量的牙体组织，容易损伤牙髓（牙神经）。此外，典型的固定桥是三颗牙连在一起的，如果修复后其中一颗牙冠出现问题，通常整个固定桥都需要拆除。因此目前，由于种植修复的快速发展和良好的修复效果，固定桥修复逐渐被种植牙取代了。

4. 固定桥修复前后的注意事项

（1）一定要专业医生确定是否可以做固定桥修复

首先，需要明确指出的是，并不是所有缺牙的位置都可以采用固定桥修复方法。如果不满足条件而强行做固定桥修复，不仅固定桥易脱落折断，作为桥墩的邻牙也会受到损伤，严重时还会松动脱落。

（2）固定桥修复有可能需要"杀神经"

由于固定桥修复需要磨除大量邻近的牙齿，磨除后会存在牙齿冷热敏感或酸痛不适等现象，这期间最好避免进食过冷、过热的食物，以免刺激牙神经，造成不必要的损伤。若在镶牙的过程中出现明显而剧烈的疼痛，则需要进行"杀神经"治疗后，方可最终进行固定桥修复。

（3）固定桥修复后的注意事项

固定桥修复后不宜咀嚼过硬过韧的食物，如骨头、牛肉干、坚果等，以免造成崩瓷、假牙折断，影响美观和功能。

最影响固定桥使用效果和寿命的原因，还是清洁问题，随着时间的延长，如清洁不当，桥体周围堆积细菌、食物残渣，甚至牙结石，会造成牙龈红肿、疼痛和食物嵌塞，甚至牙根部的龋坏。除了使用牙刷进行固定桥周围的清洁外，常常还需要使用特殊的牙线来清洁缺牙区桥体的下方。因此，为了避免不可逆的损伤，建议定期复查，及时发现小问题并及时处理。

第五节　活动假牙那些事儿

1. 什么是活动假牙?

活动假牙的官方名称为"可摘局部义齿",是老年人常用的镶牙方法,假牙由树脂牙、肉粉色基托和金属卡环组成。可摘局部义齿通过卡环也就是常说的金属钩子挂在余留的牙齿上从而固定在口腔里,通过树脂牙完成咀嚼食物的功能。

活动假牙通过基托把所有零件连接为整体才能稳定戴在口内,从而调动牙龈及牙骨头所有的力量用来咀嚼。

活动假牙应用的范围相当广泛,从缺失一个牙到只剩余一个牙的情况均可采用,尤其适合缺牙数目多、牙骨头有吸收,以及剩余的牙齿有松动等牙周情况较差的患者。

2. 活动假牙的优点

活动假牙不需要像固定义齿那样需要大量磨除基牙,而且成本费用较固定义齿低,损坏后还可以修理,如果镶牙后又有牙齿缺失,还可在原义齿上添加人工牙,可以说是老年人多快好省的一个选择。

活动假牙尤其适合那些因身体健康原因不能耐受固定义齿修复,或者不接受大量磨除牙体组织,或者因为经济条件等原因不愿采用固定义齿修复的缺牙老年人。

3. 活动假牙的缺点

但由于活动假牙体积较大，初戴时常可能出现恶心不适、发音不清、流口水等；义齿与余留牙及牙龈间容易积存食物残渣和软垢，每天必须要反复摘戴义齿和清洁，否则影响余留牙的健康；而且活动假牙的咀嚼功能恢复效果不如固定义齿好，可以咀嚼的食物种类会受限制。

4. 哪些人不适合使用活动假牙？

生活不能自理，不能完成义齿摘戴、保管、清洁，有误吞义齿危险的老年人；对义齿材料过敏；对义齿异物感敏感又无法克服；对咀嚼和美观功能要求较高的老年人均不适合戴用活动假牙。

5. 活动假牙种类有哪些？

通常按照基托的材料不同，活动假牙可分为铸造金属支架式义齿和胶连式义齿，也就是常说的金属托子假牙和纯塑料托子假牙。

铸造金属支架式义齿的强度高、结实，基托比较薄，舒适性好；而胶连式义齿的强度较差，易出现折断，基托厚，舒适性差。

但铸造金属支架式义齿制作较为复杂，费用高；胶连式义齿制作简单，费用低。

目前，长期戴用的正式义齿多采用铸造金属支架式义齿，而胶连式义齿多用作暂时的过渡性义齿。

6. 镶活动假牙前需要做哪些检查和准备?

首先医生会对牙齿缺失数目、部位,余留牙、缺牙区牙龈、黏膜以及目前在使用的固定修复体、活动假牙等进行全面、详细的检查和评估,包括口内检查、拍 X 线片检查等。此外还会根据患者的全身健康状况、对镶牙后的要求等,确定患者是否适合采用活动假牙(即是否符合可摘局部义齿适应证),确定镶牙前需要做哪些治疗。在镶牙前需要做的治疗可能包括以下一种或者几种。

(1)拆除不良修复体

对于存留在口内的固定修复体,如出现破损、无法行使功能或对周围牙龈、黏膜产生影响;或者出现牙龈红肿、疼痛、起脓包等牙周、牙髓、根尖病变;或者出现其他影响继续镶牙的问题,应该拆除。

(2)拔牙和牙槽突、软组织手术

拔除无法长期保留或妨碍镶牙的牙。对于过于松动、无法利用的牙根,缺损过大、无法进行完善治疗、治疗效果不好的牙,以及影响镶牙且无法通过治疗改善的过度伸长牙、过度倾斜牙及错位牙等,应考虑拔除。

拔牙后如果牙床存在尖锐的骨尖、骨突及增生的牙龈,影响镶牙的应做手术去除。

(3)牙体牙髓治疗

可保留的余留牙中存在龋洞、缺损(如楔状缺损)等应先"补牙";已经"露神经"或"神经坏死"的牙需要完善"牙根治疗";由于伸长牙、倾斜牙需调磨较多,可能造成"露神经"

或无法改善的敏感，应先进行"杀神经"治疗。

（4）牙周治疗

余留牙的牙周健康对于保持义齿能够长期稳定使用起到至关重要的作用。因此在修复前余留牙应进行牙周治疗，这不只是简单的"洗牙"，也就是去除牙龈以上的牙石，还需要将牙龈下的牙石去除干净（龈下刮治），如果有必要还需要进行相应的牙周手术，并在以后定期复查，进行牙周维护治疗。

（5）口腔黏膜病治疗

镶牙前口腔黏膜如果存在病损需要积极治疗，尤其是有溃疡必须治愈后才能"咬牙印"。以往戴义齿时有黏膜发红等义齿性口炎者也要积极治疗，必要时需停戴旧义齿。

7. 镶完牙有什么注意事项？

由于活动假牙除树脂牙外还有基托和卡环，这些都是原来不存在于口腔的东西，镶完牙后需要一个适应过程，慢慢学会使用。

（1）学会摘戴

戴假牙时对准缺牙和卡环的位置，用手指轻压树脂牙的咬合面轻缓就位，不要用牙咬假牙使其就位，以免卡环变形或假牙损坏。摘假牙时用指甲沿就位相反方向推拉卡环。

（2）主动适应假牙，练习使用

初戴假牙会有异物感，恶心，说话不清楚或者和原来的声音不一样，流口水，不会用假牙咀嚼等问题，需要主动适应假牙、耐心练习，通常 1 ～ 2 周即可改善。

戴假牙后需要余留的牙齿和牙槽骨负担咬合力，容易出现基牙和牙槽骨的疼痛，建议先进食较软、脆的食物，根据情况逐渐增加食物硬度，要尽量少用前牙切咬大块食物，可以将食物切成小块食用。

（3）做好口腔和假牙清洁

戴假牙后维护口腔和假牙卫生至关重要。饭后应冲洗假牙、漱口；睡觉前应摘下假牙，将真牙、假牙都刷干净，千万不能戴假牙刷牙。假牙可用软毛牙刷轻轻刷洗，不要蘸牙膏，不要使用刷毛过硬的牙刷或过于用力刷洗，以免磨损义齿。如果假牙表面有色素沉着，不易刷掉，可先使用假牙清洁片浸泡后再刷洗。假牙清洁干净后，应浸泡在冷水中保存，不要用热水、酒精或其他有腐蚀性的清洁剂浸泡假牙。

（4）及时复查，处理问题

戴用假牙后，当出现余留牙或黏膜的疼痛，假牙松动或摘戴困难，咬颊舌，咀嚼功能差（咬不烂食物），咀嚼肌和颞下颌关节不适，以及假牙损坏等情况，应及时到医院检查、调改或修理。患者不要自己修改假牙，以免损坏假牙。不要由于不适应而长期不戴假牙，否则由于余留牙位置改变等原因，可能导致义齿摘戴困难，甚至无法戴入。

建议每半年到一年复查，及时发现和处理余留牙和假牙出现的问题，维护余留牙的健康和保持假牙的正常使用。

第六节　嘴里没牙了，全口义齿来帮忙

　　张大妈最近刚刚把嘴里剩余的牙拔光了，现在一颗牙根都没有，根本没法吃饭，每天闷闷不乐，这 1 个月瘦了四五斤，于是来到医院寻求医生的帮助。

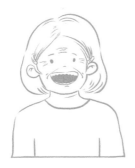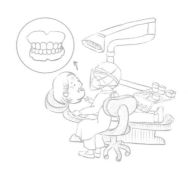

1. 什么是全口义齿?

　　全口义齿修复是指患者口腔内没有任何天然牙存在，这时制作的义齿称为全口义齿，可以恢复大部分的咀嚼、美观功能，改善发音。全口义齿主要由肉色的基托和人工牙组成，由于没有余留牙，它稳定待在嘴里的力量主要来自于基托与牙龈、黏膜之间薄薄的唾液产生的吸力。因此，全口义齿佩戴后容易脱落，尤其张大嘴、打哈欠、打喷嚏、咳嗽、漱口、前牙切咬食物等时候。

2. 拔牙后多久可以镶全口义齿?

一般认为拔牙后三个月左右可以修复。因为我们拔牙后,牙周围的骨头会有变化,会发生骨吸收,拔牙后头三个月吸收较多,过早镶牙容易导致镶牙后假牙与牙龈不密合。

3. 做全口义齿需要就诊几次?

通常来说从第一次初步"咬牙印"到戴上假牙一般需要就诊五次,包括复制口内形态、确定牙的排列状态、制作后试戴等环节。一口漂亮合适的假牙相当于一副精美的工艺品呢!

4. 镶全口义齿后有什么需要注意的呢?

(1)随时复诊、调改

全口义齿戴入后,由于松软,且厚薄不一的黏膜(俗称牙床)夹在了较硬的义齿和牙骨之间,有些部位就比较容易产生压痛。新戴义齿也容易出现咬颊和咬舌,以及疼痛或其他不适,此时需要复诊和调改。

需要注意的是,在复诊的前一天最好能坚持戴用义齿,以便医师发现义齿在牙床上留下的痕迹,快速、准确地调改义齿。

(2)坚持佩戴,适应义齿

由于全口义齿基托更大,修复后有恶心、影响发音(大舌头等)、异物感、流口水等可能,需要坚持戴用,逐渐适应,必要时可以通过朗读练习发音。

（3）练习咀嚼，做好清洁

与天然牙和其他义齿不同的是，使用全口义齿吃饭的时候需要双侧咀嚼，也就是左右双侧同时有食物咀嚼。因此，佩戴初期可以先用小块食物放至左右双侧练习咀嚼。义齿进餐后可能会出现食物残留的情况，应及时清洗义齿及口腔，保持口腔卫生。

总之，一副成功的全口义齿需要医患双方的共同努力，要用积极的心态去适应新义齿，以便尽快掌握新义齿的使用。

作 者 简 介

袁 冬 北京口腔医院老年口腔病科副主任，口腔医学博士，副主任医师；擅长老年患者的口腔固定义齿修复、可摘局部义齿修复、全口义齿修复以及咬合重建等修复治疗。

姚 瑶 北京口腔医院口腔修复科（王府井部）主治医师，口腔医学硕士；擅长种植修复、固定冠桥义齿修复、复杂局部活动义齿修复、全口义齿修复和前牙美学修复等技术。

口腔里的疼痛，来自黏膜的烦恼和恐慌

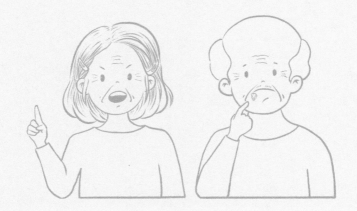

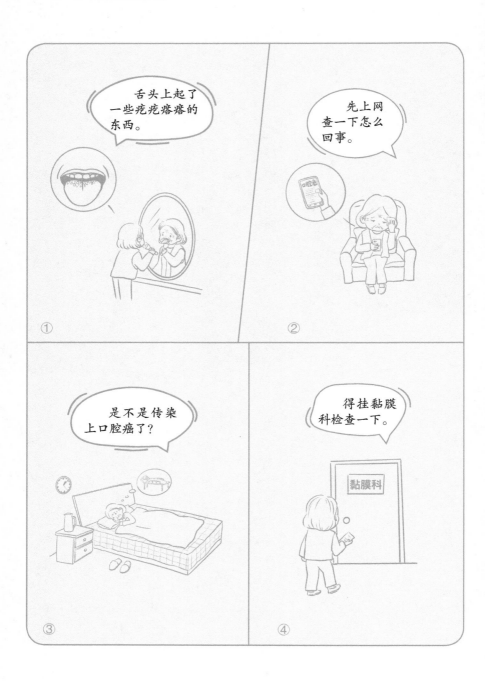

病例：

刘阿姨最近这几天嗓子不舒服，照镜子的时候无意间看到舌头上有一些疙疙瘩瘩的东西，疑心顿起，就在网上搜了一下，越看心越凉……

于是刘阿姨来到门诊，让医生帮忙看看嘴里长的是什么？刘阿姨说她一晚上都没睡着觉，因为父亲两个月前因口腔癌过世了，一直以来家里人吃饭没有分餐的习惯，所以担心被传染上口腔癌。而且她越想越害怕，最近总感觉嗓子里像堵着什么东西，去耳鼻喉科做了喉镜，但是医生说咽喉部啥也没长。刘阿姨自己打着手电筒对着镜子仔仔细细地查看自己嘴里的情况，这不看不要紧，一看吓一跳，她发现自己的舌根长了一堆疙瘩，用手摸着还挺硬的。心里的恐慌彻底击垮了刘阿姨，于是彻夜无眠的刘阿姨第二天一早就挂了号去医院检查。

第一节　容易被误会的正常口腔解剖结构

1. 轮廓乳头

医生给刘阿姨做了详细的检查，原来刘阿姨发现的"疙瘩"是舌根的"轮廓乳头"。它们是位于舌根部感受味觉的器官，里面有大量的味蕾。轮廓乳头一般有 10 个左右，浅粉色，绿豆大小，呈"人"字形排列，跟舌头的质地相比摸着的确是有点硬的。轮廓乳头是与生俱来的，它们打出生就跟着我们，可不是新长的肿物。

刘阿姨将信将疑，说"这个疙瘩的确不疼也不痒，但是为什么我嗓子堵得慌呢？"医生帮刘阿姨分析了原因。

首先，喉镜检查没有异常，舌体检查也没有长任何肿物。

其次，刘阿姨吃饭的时候也没觉得吞咽困难，这种堵着嗓子的感觉只是在闲着的时候才出现，在忙起来的时候就消失了。

所以综合分析，刘阿姨大概率是神经官能症。具体来说，刘阿姨的父亲患口腔癌去世，导致了刘阿姨心理上的恐慌，所以出现了感觉上的异常，其实并没有实质的疾病。

医生也纠正了刘阿姨的错误想法，跟口腔癌患者一起吃饭是不会传染上口腔癌的。口腔癌不是传染病。但是口腔癌的确有一定的遗传概率，所以如果口腔中出现不明原因的疼痛、肿物、超过两周不愈合的溃疡等，要及时到正规医院就诊。

最后，医生让刘阿姨拿着镜子对着自己的口腔黏膜，仔细地给刘阿姨讲解了口腔中容易被误当成癌的正常解剖结构，省得刘阿姨回家拿镜子一照又发现了"新大陆"，晚上还得睡不着觉。

2. 菌状乳头

医生让刘阿姨看了一下舌表面的"菌状乳头"。菌状乳头是位于舌表面上的夹杂在白色舌苔中间的那些小红点，其实它们也是与生俱来的器官，里面也有味蕾，能够帮助我们感知味觉。

3. 叶状乳头

医生还告诉刘阿姨，在舌的两侧长着一些平行分布的、浅粉色、摸起来软软的结构，学名叫"叶状乳头"。有些人担心它们是舌头裂开了，实际上它们只是排列得像暖气片一样而已，根本没有裂开。不信的话可以吃点儿好吃的试试，如果真的裂口了吃东西的时候舌头会疼的。

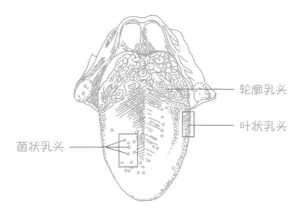

4. 舌扁桃体

在叶状乳头的后方，位于两侧的舌根处还长着像小葡萄一样的"舌扁桃体"，跟前面的叶状乳头相比，舌扁桃体显得有些发红。不少有恐癌心理的人看到了舌根这些舌扁桃体都吓得够呛，因为它们长得疙疙瘩瘩的，还红红的，总而言之，真不像好东西。其实它们是位于舌根部的淋巴组织。如果有咽炎、口腔后部的牙神经发炎、位置不正的智齿发炎、残根残冠的尖锐边缘反复摩擦刺激等，均可能造成舌扁桃体红肿发炎，那时候舌扁桃体就会有肿痛的感觉。医生说，平时大家不要总是伸舌头看，反复的牵拉刺激同样有可能会引起舌扁桃体发炎。

5. 舌下正常组织

医生又让刘阿姨看看舌头的下面有什么。舌头下面除了大家都熟悉的舌系带之外还有舌下伞襞。舌下伞襞是位于舌系带两侧长得像"八"字的两行"肉揪揪"的软组织。医生说经常有人以为自己的舌下伞襞是"尖锐湿疣"或者舌下的肿瘤。另外两侧舌腹有很粗大的静脉，年纪比较大的人还可能发生静脉曲张，很多人担心这些静脉曲张是舌头在出血，其实绝大多数舌底的静脉曲张是不会有任何症状的。

口底的位置也有很多"疙瘩"。医生让刘阿姨先来看看"舌下肉阜"，舌下肉阜也位于口底舌系带两侧，长得像两个"小山丘"，软软的，仔细看看上面还有个孔。它们是口腔里面分泌口水的颌下腺开口，口水分泌多的人有时一抬舌头，一股小喷泉就从这两个小山丘的开口处"滋"出来了，这就是颌下腺分泌的口水。舌下皱襞是位于口底舌下肉阜两侧的稍微矮一点的"一排丘陵"，它们也是分泌口水的出口，跟舌下肉阜作用一样，它们主要负责舌下腺的分泌。

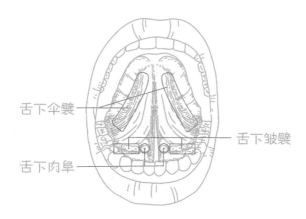

舌下伞襞

舌下皱襞

舌下肉阜

6. 腮腺导管开口

　　医生还告诉刘阿姨，人的两边腮帮子上还各长着一个腮腺导管开口。腮腺导管开口一般位于上面最后的几个大牙对着的颊部黏膜的位置，软软的、粉红色，每个人腮腺导管开口的大小是不一样的，有的只略微突出一点儿，有的则很明显。在挤压腮腺的时候，会看到有清亮的口水从腮腺导管的开口处流出来。

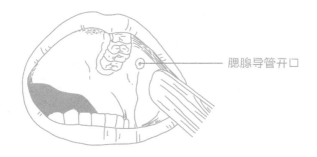

腮腺导管开口

7. 切牙乳头

医生让刘阿姨用舌尖舔一下上面两个大门牙中间的牙床，问她有没有舔到一个小的突起？医生告诉刘阿姨这可不是小肿物，它的学名叫"切牙乳头"，里面藏着切牙孔神经，这个神经管着上腭前部的感觉。有的时候上面的两颗大门牙的牙周炎会引起切牙乳头发炎；另外有的人咬合关系不好，下面的门牙能咬到切牙乳头引起切牙乳头发炎疼痛。

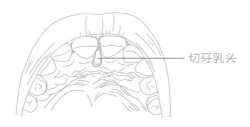

切牙乳头

这么看来，口腔里长得奇怪的结构还真不少呢。总而言之，如果有什么不清楚的口腔问题还是要到正规医院检查，不要自己在家里对着镜子担心了。今天，医生带着刘阿姨认识了不少口腔里的正常结构，希望她晚上能睡个好觉。

第二节　会传染的口腔黏膜病

1. 义齿性口炎——念珠菌感染

　　李奶奶今年在口腔医院镶了一副全口假牙，很是高兴，又能吃东西，还恢复了些许美观，"爱不释手"的李奶奶连睡觉都戴着假牙。高兴没多久，李奶奶就开始出现上膛疼、口干的症状，这可吓坏了她，心想着刚镶没多长时间的假牙，不会就不能用了吧。忧心忡忡的李奶奶来到口腔医院，医生诊断她得的是义齿性口炎，是念珠菌感染的一种。

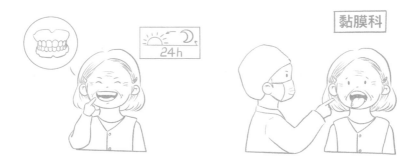

　　（1）什么是念珠菌？

　　念珠菌是一种真菌，在健康人群的口腔中也有，医生把它称之为口腔中的"常驻菌群"，通常情况下不会对机体产生影响。但是在某些因素的诱发下，念珠菌大量繁殖，会造成口腔黏膜的损害。

（2）念珠菌为什么会破坏黏膜？

戴假牙就是常见的诱发念珠菌大量繁殖的因素之一。一方面，假牙的材料本身就容易吸附念珠菌，加上假牙和上腭的黏膜紧紧贴在一起（假牙的塑料或金属基托与上腭会形成负压吸引），容易造成食物残渣和微生物的聚集；另一方面，老年人唾液流速减慢，也就是口水减少，冲刷作用降低，更有利于念珠菌的附着。如果像李奶奶一样，晚上睡觉不摘假牙，清洁不到位，就容易造成念珠菌感染。

（3）念珠菌是真菌感染，和"脚气"有关系吗？

李奶奶若有所思，说自己有脚气，都说脚气是真菌感染，是不是脚气跑到嘴里面了？

"脚气"其实叫"足癣"，是由红色毛癣菌、须毛癣菌等皮肤癣菌引起的足部浅表皮肤的真菌感染，和口腔内的真菌感染不一样，菌种上差异还是很大的。所以，李奶奶的念珠菌感染跟"脚气"没有关系。

（4）全身病会影响念珠菌感染

通过病史的询问得知，李奶奶还有糖尿病，近期血糖控制不好，没有按时服药。医生告诉李奶奶，虽然戴假牙是义齿性口炎的诱发因素，但是也和全身抵抗力下降有关系。造成抵抗力下降的原因就包括李奶奶控制不佳的糖尿病，还有长期滥用抗生素、干燥综合征、头颈部放疗等。所以李奶奶一定要到综合医院内分泌科积极治疗糖尿病。

（5）念珠菌感染（义齿性口炎）怎么治疗？

听了医生的解释，李奶奶又问道："那得了义齿性口炎该怎么办呢？"

医生给李奶奶开了抗真菌的治疗药物，同时告诉李奶奶除了吃饭的时候戴假牙外，在治疗期间减少戴假牙的时间，而且吃完饭后要摘下假牙进行清洁；晚上睡觉更不能戴假牙，一定要摘下假牙，清洁后放入小苏打溶液或者假牙清洁剂中浸泡；泡假牙的小苏打溶液或者假牙清洁剂要每日更换，切不可重复使用。

另外，念珠菌感染治疗期间要注意饮食，甜腻的食物要少吃。甜腻的食物容易在口腔中发酵产酸，而白色念珠菌就喜欢生活在酸性环境中。另外，甜腻食物对李奶奶血糖的控制也不利。

李奶奶松了口气，假牙可算保住了。

（6）念珠菌会传染，应该怎么预防？

虽然假牙保住了，但是李奶奶又担心起来："自己和老伴，还有正在上幼儿园的孙女住在一起，既然是念珠菌感染，会不会传染给老伴和孙女？"

口腔念珠菌是一种"条件致病菌"，也就是说它在嘴里一般不会致病。但是对于小孩、老年人以及抵抗力低下的人，可能会出现交叉感染，因此还是需要提高警惕的。所以，李奶奶这类患者需要和老伴、孙女分餐，不共用碗筷，饭后可以用开水烫洗自己的餐具。

2. 唇疱疹——单纯疱疹病毒感染

没过多久，李奶奶又来到口腔医院，这次不是上腭疼，而是嘴唇疼，还起了疱。原来前两天刮风，李奶奶在户外吹了风，晚上又失眠，第二天嘴唇就起疱了，又疼又胀，担心是不是念珠菌长嘴唇上了。医生告诉李奶奶，她得的是唇疱疹，和上次的念珠菌感染是两回事。

（1）什么是单纯疱疹病毒？

唇疱疹是单纯疱疹病毒感染的一种，也叫复发性疱疹性口炎，因为发作的部位常常在口唇或者接近口唇的部位，所以又叫唇疱疹。唇疱疹是一种病毒感染，不是念珠菌感染。

（2）单纯疱疹病毒怎么破坏口腔黏膜的？

单纯疱疹病毒进入机体后，可以狡猾地潜伏在神经元内，人体抵抗力下降的时候就可以被激活，例如发热、寒冷刺激、紫外线过度刺激、辛辣食物、创伤、劳累、情绪波动等都可能诱发病毒发作。因此医生叮嘱李奶奶，平日里要减少局部刺激，均衡饮食，少食辛辣刺激性食物，保证充足的睡眠，以减少唇疱疹的发生。得了唇疱疹也不用焦虑，可以到口腔黏膜科就诊。

（3）单纯疱疹病毒会传染，怎么预防？

一听是病毒感染，李奶奶又再次担心会不会传染给老伴和孙女。单纯疱疹病毒可以经过口－呼吸道传播，嘴唇上的疱疹液里含有病毒，因此要避免接触婴幼儿及免疫功能低下的人群。

3. 带状疱疹

68 岁的李大爷，最近左脸出现了一连串的水疱，水疱还没好，嘴里面又长了溃疡，而且整个左面部痛得厉害，吃了止痛药也不管用。后来李大爷到口腔黏膜科就诊，确诊为带状疱疹。通过内服外治，李大爷可算把脸上的水疱和嘴里的溃疡治好了。

可没多久，就出现了更让李大爷闹心的事情，左面部还是一阵一阵地疼，又疼又麻，李大爷迷惑不解，这带状疱疹都好了怎么脸还痛呢？

（1）带状疱疹为什么这么疼？

李大爷得的是带状疱疹，是由水痘－带状疱疹病毒感染引起的。这也是可以传染的病毒。

如果是小孩第一次感染这种病毒，一般就是在身上长水痘，但是等水痘愈合后，这种病毒可没有离开人体，它们非常狡猾，会一直藏在身体里。小朋友长大后，当身体抵抗力下降时，如过度疲劳，或者出现免疫系统疾病，或者得了肿瘤等情况下，就有可能发生李大爷这种情况，水痘－带状疱疹病毒会再次跳出来作乱。它们喜欢跑到神经边上生长，所以会在相应的地方长出带状疱疹。因为它特别喜欢长在神经组织周围，所以发作时伴有剧烈疼痛，严重的时候吃止疼药都不管事，医生称之为"嗜神经性"。

（2）"缠腰龙"为什么长脸上了？

都说带状疱疹一般长在腰上，老百姓把它叫作"缠腰龙"，但是李大爷怎么就长在脸上和嘴里了呢？

其实带状疱疹最好发的部位是胸部，其次就是头面部三叉神经处。三叉神经是负责感觉的神经，它支配的区域包括眼睛、上额（就是脑门）、口腔黏膜、牙龈（就是牙床）、鼻子、耳朵等区域。

所以看李大爷的疾病表现，脸上长疱，嘴里出现溃疡，而且疼痛难以忍受，他得的就是三叉神经带状疱疹。

（3）带状疱疹的危害大，不可以轻视！

别看带状疱疹就是水痘－带状疱疹病毒引起的感染性疾患，但是带状疱疹严重可累及面神经、眼角膜，部分还会遗留有带状疱疹后神经痛，咱们可不要小瞧了带状疱疹。

三叉神经可以分为三支，包括眼支、上颌支、下颌支。如果病毒累及第一支——眼支，就会发生眼部的带状疱疹，可造成角膜炎和结膜炎，继发青光眼、白内障等，从而出现怕光、流泪、眼睛疼痛的症状，严重者还可导致失明。

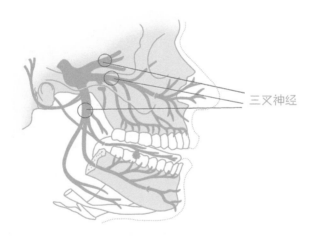

三叉神经

这类病毒也会侵犯到面神经，这时会出现外周面神经瘫痪、耳痛、耳部疱疹、眩晕，甚至听力丧失，这是一种非常严重的带状疱疹，医生把它称之为"赖－亨氏综合征"，部分患者很难恢复正常。

当感染严重时，病毒甚至可侵犯到中枢神经系统，出现剧烈的头痛，伴有呕吐、昏迷，甚至出现生命危险。当然，这样重型带状疱疹大多见于免疫功能低下或者恶性肿瘤患者。

因此，患病时一定要及时到相关专业科室就诊，口腔黏膜的带状疱疹需要到口腔专科医院就诊；眼部病损需要到眼科就诊；耳部病损需要到耳鼻喉科就诊。早发现、早诊断、早治疗，可以减轻疼痛，缩短病程，避免出现严重的并发症。

（4）为什么带状疱疹好了，还有迁延不愈的疼痛？

带状疱疹的另一个可怕之处，就在于明明疱疹已经痊愈，但是还会出现疼痛，医生称之为"带状疱疹后神经痛"，这是带状疱疹最常见的并发症之一。

带状疱疹伴有的神经痛多在皮肤黏膜病损完全消退后 1 个月内消失，如疼痛持续超过 4 周，或者疼痛缓解后再次发生超过 4 周的疼痛，称之为带状疱疹后神经痛。让李大爷闹心的就是这个。

带状疱疹后神经痛常见于老年患者，疼痛可持续非常长的时间，有的甚至可以疼好多年。

疼痛的方式也是多种多样，持续性疼痛、间断性疼痛都有可能，特别小的刺激也可以诱发疼痛。疼痛的程度也不一样，有的患者只是轻微疼痛，有的患者感到难以忍受的疼痛。

一般情况下，年龄大，伴发了眼部及耳部疱疹，或者没有早期积极抗病毒治疗的患者，出现带状疱疹后神经痛的可能性大。

因此，得了带状疱疹的患者，一定要早期治疗，减少并发症的出现。像李大爷已经出现带状疱疹后神经痛的患者可以到神经内科或疼痛门诊就诊。

（5）全身健康状态是诱发带状疱疹的重要因素

带状疱疹的发生提示了免疫功能的降低，自身免疫性疾病、艾滋病、恶性肿瘤、长期使用免疫抑制剂、器官移植或是烧伤，均可诱发带状疱疹。

通常情况下，带状疱疹发作一次后不再复发，但是这种情况也不是绝对的，在上述诱发因素下，带状疱疹也可以多次发生。

因此对于得了带状疱疹的老年患者，应该及时到医院接受正规治疗，同时做全身的体检，及时发现或排除免疫系统性疾病及肿瘤。

（6）带状疱疹怎么预防？

目前带状疱疹的疫苗可以有效防止带状疱疹及其并发症的发生，推荐 60 岁及 60 岁以上的成年人接种。生活中要均衡饮食，适当运动，调理睡眠，提高自身机体抵抗力。

总之，不能小瞧了带状疱疹。得了带状疱疹，也莫要慌，及时到医院相关科室接受正规治疗，早诊断、早治疗，减少并发症的出现。

第三节　反复长溃疡会不会癌变？

舌头上的溃疡，面积不大，但是反反复复，滋味真不好受……

王阿姨这几年口腔里反反复复长溃疡，此起彼伏，换着位置地发作，平日里没当回事，这几天听说邻居因为口腔溃疡得了口腔癌去世了，吓得王阿姨心中七上八下，于是赶快来到口腔黏膜科咨询，想检查一下。

舌尖上的溃疡反反复复

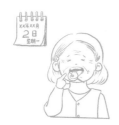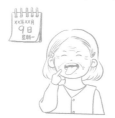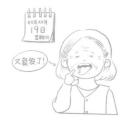

医生通过病史的询问和临床检查，告诉王阿姨她得的是复发性阿弗他溃疡，和她担心的口腔癌性溃疡是两回事。

1. 什么是复发性阿弗他溃疡？

其实口腔溃疡是个广义的概念，包含了很多种不同类型的口腔黏膜疾病。而老百姓常挂在嘴边说的口腔溃疡，就是王阿姨得的复发性阿弗他溃疡。

王阿姨打小就长口腔溃疡，近几年才加重，反复发作，尤其是休息不好或者不小心咬伤黏膜时溃疡会加重。而且王阿姨的女儿和孙女也长口腔溃疡。

复发性阿弗他溃疡是最常见的口腔黏膜的溃疡性疾病。现在这种病的病因还不清楚，与好多种因素都相关，比如免疫功能、遗传、全身系统性疾病、内分泌、环境等因素。

2. 复发性阿弗他溃疡会遗传

这种反复发作的溃疡是有一定遗传倾向的，就像王阿姨的女儿和孙女都长口腔溃疡一样，父母同时得复发性阿弗他溃疡的，其子女得复发性阿弗他溃疡的概率也会高一些。

3. 哪些因素特别容易诱发复发性阿弗他溃疡？

遗传不是绝对的，很多诱发因素也在溃疡的发作中起到推波助澜的作用。睡眠时间缺乏、精神紧张、口腔黏膜受到创伤、系统性疾病、内分泌系统疾病等都会诱发复发性阿弗他溃疡的发生，其中常见的是消化道疾病，例如胃溃疡、十二指肠溃疡等。老年人因为肠蠕动减慢，从而易出现便秘、食欲不振等问题，不仅妨碍营养的吸收，还易导致溃疡的发生；老人也容易因为心情问题（焦虑、烦躁等）加重这种溃疡。

除此以外，就像王阿姨所说的牙齿咬破口腔黏膜也会造成黏膜的破溃，从而诱发溃疡。可见，复发性阿弗他溃疡的发生是多种因素综合作用的结果。

4. 复发性阿弗他溃疡的特点

复发性阿弗他溃疡，顾名思义，这种溃疡的特点就是反复发作。但是它也是一种"自限性"的疾病，也就是说，它会自己好转、愈合，虽然发作的时候疼痛比较明显，但愈合后黏膜就变回正常的了。

5. 复发性阿弗他溃疡到底会不会癌变？

通过讲解虽然消除了王阿姨的部分担忧，但王阿姨还是有顾虑："大家都说溃疡 2 周肯定好，我有时候溃疡一个月才好，这样也不会癌变吗？"

医生告诉王阿姨，复发性阿弗他溃疡是分型的，轻型单个复发性阿弗他溃疡 1 ~ 2 周会好；不同部位、不同深浅的溃疡愈合时间也不尽相同。不同部位的溃疡此起彼伏，虽说发病次数多，每个月可能都会长，但是溃疡发生时位置不固定，可以自愈，这样的口腔溃疡是没有癌变风险的。

有些重型的溃疡，个大，特别深，就像弹坑一样，往往愈合的时间会超过一个月。这种也不会癌变。

癌性溃疡一般位置固定，不会到处跑长到不同的部位，而且不会变小更不会凭空消失、自己愈合。

基于复发性阿弗他溃疡与癌性溃疡的区别，对于复发性阿弗他溃疡是没有必要进行病理切片检查的。听了医生的讲解，王阿姨可算放心了。

6. 复发性阿弗他溃疡怎么治疗?

王阿姨告诉医生，她每次长口腔溃疡都会吃维生素 B、维生素 C 和消炎药，甚至有时候含口白酒杀菌，"以毒攻毒"。

（1）哪些方法不可取?

其实，复发性阿弗他溃疡的病因不清，好多种因素都可能引起发病，所以不建议长期服用 B 族维生素和维生素 C 来预防或者治疗。

同时，溃疡与细菌感染的相关性也不是很明确，所以没有必要每次溃疡发作时口服消炎药，长期乱用消炎药还可能会出现菌群失调和耐药的情况。

得了复发性阿弗他溃疡，更不能以毒攻毒。不建议大家自行"治疗"——含白酒，把维生素 B、维生素 C 贴于患处。很多患者因为用了这些"土"办法，不仅溃疡没有治好，还会出现口腔黏膜的烧伤，导致溃疡加重。因此，还是建议在正规医院的口腔黏膜科诊疗。

（2）哪些方法推荐尝试?

虽然目前复发性阿弗他溃疡没有根除的办法，但是平日生活中可以减少诱发因素，以减少口腔溃疡的发作频率。

饮食调理 避免进食坚、硬、脆、过烫食物，例如，膨化食品、油炸食品等，保持营养均衡，少吃辛辣刺激性食物；细嚼慢咽，避免咬伤口腔黏膜；拔除口内的烂牙根，调磨锐利牙尖，避免划伤口腔黏膜。

睡眠调理 保证充足的睡眠时间。保持心情愉悦，缓解精神紧张。

养成良好的排便习惯 老年人如果便秘，可以多进食富含膳食纤维的食物，必要时可以到消化内科就诊，适当服用药物。

最后，得了复发性阿弗他溃疡不要慌张，这种溃疡没有癌变风险。如果溃疡反复发作频繁，或者超过两周仍未愈合，建议到正规口腔黏膜科就诊。

第四节　舌头上的"皱纹"

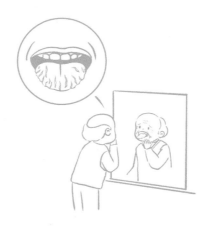

　　李大叔最近照镜子的时候发现舌头上长了长长短短、深深浅浅、纵横交错的沟纹，有点像核桃仁表面的沟壑，也像大脑的脑回路。李大叔越看越恐慌，担心有一天舌头像蛇的舌头一样裂开。忧心忡忡的李大叔来到口腔黏膜科就诊。医生告诉李大叔，这个叫沟纹舌，舌头不会裂开，有些婴幼儿也会出现沟纹舌。李大叔不解，一大把年纪了，怎么还得沟纹舌了呢？

1. 什么是沟纹舌？

　　目前，沟纹舌病因不明确，可能和遗传、年龄、病毒感染、过敏和全身疾病、内分泌相关。

　　沟纹舌一般表现为舌背上长短不一、深浅不等、数目不定、形状各异的沟纹，一般不影响说话和进食。简单点说，就是舌头上长了皱纹，就像额头上的抬头纹，眼角的鱼尾纹，扒开舌头上的裂纹，沟底的黏膜是完整没有破溃的，不是裂口了，因此大多时候不会引起疼痛。随着年龄的增长，有些沟纹也会增多、加深，但是不会因为沟纹的加深而裂开。虽然不会裂开，但也很难恢复到没有沟纹的平滑状态。

2. 沟纹舌该怎么治疗？

　　得了沟纹舌该怎么治疗呢？其实沟纹舌没有症状时，不需要过多的干预，只需要保持口腔卫生，避免食物残渣在沟纹中堆积。如果进食刺激性食物时，舌头出现疼痛，或者有口臭等症状，切勿盲目使用消炎药，需要到正规医院口腔黏膜科就诊。

第五节　口腔里的火烧火燎

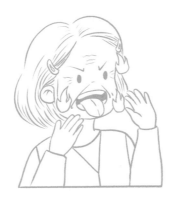

张大妈今年 50 岁出头，提前退休，本来想好好享受老年生活，没想到近 3 个月张大妈总觉得舌头火烧火燎，像被开水烫过或吃了辣椒面的感觉，早上睡醒症状较轻，越到晚上越厉害，严重影响睡眠。

但奇怪的是，看电视、吃饭、和朋友跳广场舞的时候却感觉不到疼痛。每天张大妈都会对着镜子看舌头，发现舌根有很多小疙瘩，恐慌的张大妈陷入了"恐慌 - 自我检查 - 更恐慌"的状态，症状越来越明显后她担心自己得了口腔癌，于是来到口腔黏膜科就诊。医生告诉张大妈，她得的是灼口综合征，舌根的小疙瘩是正常的轮廓乳头。

通过病史的询问，张大妈其实睡眠一直不好，经常需要服用药物帮助睡眠，后来舌头疼之后，失眠就更加严重了。而且张大妈已经绝经 1 年了，现在更年期症状明显，出潮汗、容易生气、尿频，这些都严重困扰着张大妈。不仅如此，虽然张大妈退休后有了自己的时间，但是退休后的不适应还是困扰着她。

1. 灼口综合征——恐慌的火烧火燎

灼口综合征是口腔黏膜科门诊中的常见病，张大妈的失眠、情绪波动、更年期症状，以及没事就伸舌头自己检查的焦虑都是灼口综合征的病因之一。

舌头是灼口综合征最常发病的部位，表现为舌头火烧火燎，常常被叫作"火辣辣的舌头"，有时还会出现口干。但是临床检查并没有明显的阳性体征，也就是口腔里的组织都表现正常，看不出毛病，而且这些症状在工作、吃饭、注意力分散时减轻。

（1）为什么会得灼口综合征?

精神因素

灼口综合征的病因比较复杂，精神因素占主导地位。患者多为焦虑型、抑郁型性格，或者是自己发现舌根的"疙疙瘩瘩"产生了恐癌心理。所以像失业、工作压力大等都可能诱发灼口综合征。

全身系统疾病

除了精神因素，灼口综合征还和系统性因素相关，例如更年期综合征、糖尿病、甲状腺功能异常、滥用抗生素、神经感觉异常等。

其中更年期和绝经后期的妇女，常常因为激素水平改变，更容易发病。

局部刺激因素

局部的刺激因素也与灼口综合征有关，包括残根、牙石、镶的不好的假牙等。

灼口综合征不是口腔癌，不用为此焦虑紧张，更不用反复牵拉舌头或伸舌头自己检查，这些焦虑情绪和不正确的自检方法反而会加重灼口综合征。

（2）灼口综合征要多学科联合治疗

心理治疗

灼口综合征病因复杂，因此治疗起来也需要多学科联合治疗，心理治疗的作用不可忽视。心理疏导是必不可少的，灼口综合征与口腔癌没有相关性，患者要消除恐慌心理，纠正伸舌自检的习惯；要调整好自己的心态，心情愉悦、乐观积极向上的心态有助于症状的缓解。

对于伴有失眠的患者可以到神经内科或睡眠门诊就诊；伴有焦虑、抑郁的患者则需要到专业的精神心理科就诊。

全身系统治疗

更年期综合征症状明显的患者还可以到妇科、内分泌科检查；同时积极治疗系统性疾病，配合使用营养神经的药物。

局部刺激的消除

去除口内的刺激因素，以和平的心态面对灼口综合征，很多患者的症状会慢慢缓解和消失。

2. 萎缩性舌炎——感染的火烧火燎

不是所有的火烧火燎都是灼口综合征，有些患者得的是萎缩性舌炎。王奶奶今年 70 岁，常年患有胃病，不吃肉。这两个月开始口腔里火烧火燎，舌头最为明显，吃点刺激性的食物，酸的辣的，疼痛就会加重。

以为是上火的王奶奶吃了两个星期的消炎药，不但没有好转，还出现了口干，她照镜子看舌头发现没有舌苔了。王奶奶来到口腔黏膜科检查，医生初步诊断她得了萎缩性舌炎。

（1）为什么会得萎缩性舌炎?

医生告诉王奶奶萎缩性舌炎往往是全身疾病的表现，包括贫血、营养物质缺乏、干燥综合征及念珠菌感染。

王奶奶长期不吃肉食，容易出现营养物质的缺乏，例如叶酸、维生素 B_{12}、铁等，这些都会引起贫血，反映在口腔黏膜上，就表现为没有舌苔，黏膜发红和火烧火燎的症状。

而滥用抗生素、假牙佩戴不合理、抵抗力降低则会诱发口腔念珠菌感染，导致舌乳头萎缩消失。

（2）如何治疗、预防萎缩性舌炎?

通过检查，医生发现王奶奶有贫血和口腔念珠菌的感染，经血液科的贫血治疗、口腔黏膜科的抗真菌治疗后，王奶奶的舌头又有了舌苔，口腔里也不再火烧火燎的了。

可见，口腔里的火烧火燎可能是无明显阳性体征的灼口综合征，也可能是全身疾病在口腔的表现，因此口腔里出现火烧火燎症状时，切勿盲目自行处理，应该及时到口腔黏膜科就诊。

预防萎缩性舌炎，老年人应该注意营养均衡，荤素搭配，纠正不良的烹饪习惯；积极治疗全身疾病；合理应用抗生素；保持良好的口腔卫生，养成正确的假牙佩戴习惯，定期口腔检查。

第六节　口干是怎么回事？

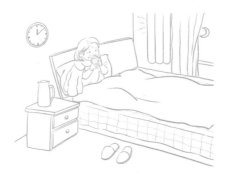

干燥的冬季，门诊中来看口干的患者多了起来。张阿姨被口干的问题困扰了很久。张阿姨说最近自己每天晚上都会被干醒，醒来的时候舌头表面像砂纸一样，干得不得了，必须要在床头预备上一杯水，喝点水才能继续睡觉。张阿姨说这口水看似不起眼，但是缺少它的日子真的别提多难过了。

1. 口水从何而来？

口水有个大名叫唾液，它是由口腔颌面部的唾液腺分泌的。唾液腺的来源除了有大名鼎鼎的腮腺、下颌下腺、舌下腺这三大主力之外，还有很多小的唾液腺遍布在口腔内的各个部位。不信仔细摸摸嘴唇里面，那些小小的、软软的颗粒就是默默奉献口水的小唾液腺。这些大大小小的唾液腺每天辛勤工作制造的就是口水，它的成分 99% 是水，除此之外还包含不少的电解质和蛋白质，比如钾、钠、钙、淀粉酶、糖蛋白等。

2. 口水有多重要？

恐怕只有口干的人才能深刻体会口水有多重要。

咀嚼和吞咽　美食当前，唾液腺分泌大量的口水帮助顺利地咀嚼和吞咽，口干严重的患者如果没有水的帮助根本无法咽下食物。

消化　口水是消化的第一助手，长期缺乏唾液的初始消化作用，胃肠消化负担会加重，甚至引起胃肠道疾病。

保护和营养口腔黏膜　口水还能保护和营养我们的口腔黏膜，口干的患者黏膜会萎缩变薄，吃刺激性食物时会疼痛难耐。

冲刷牙齿　口水对牙齿有冲刷作用，能帮助清洁牙齿，而严重口干的患者常常会得龋齿，并且是"全军覆没"的龋齿。

维持口腔生态环境　口水还能维持口腔的生态环境，所以我们常常看见口干的患者同时会有念珠菌的感染。

3. 口干需要治疗吗？

（1）口干不一定都是病

其实口干不一定都是病，口干有生理性口干和病理性口干两种。

生理性口干比如紧张、焦虑的时候，口水会不由自主变得黏稠，让我们感觉口干舌燥，一旦放松下来就会自行缓解。吃饭吃咸了也会出现口干，我们身体的自然生理反应是喝水以维持电解质平衡。

还有很多人白天好好的，晚上出现口干，这种情况老年人比较常见。这其实是口水分泌的昼夜节律问题合并唾液腺生理性萎缩造成的。白天受交感神经支配口水分泌多，到了晚上副交感神经主导支配，口水分泌自然减少。老年人唾液腺会发生生理性萎缩，分泌功能降低。打个比方：正常人每天能分泌 3 矿泉水瓶的口水，年纪大了，可能只能分泌 1 ~ 2 矿泉水瓶的口水。本身分泌减少，晚上分泌会更少，所以很多老年人会出现夜间口干加重的现象。

（2）生理性口干也可能需要治疗

比较轻的夜间口干可以在床头放一杯水，少量饮用；比较严重的患者，即使是生理性的口干也需要治疗，可以酌情使用促进唾液分泌的药物或者使用人工唾液。

平时还可以按摩腮腺以促进腮腺的分泌功能：用双手掌从双耳前向前下方按压至双侧口角处，注意是一个方向，不要向反方向揉。

如果到了冬天天气干燥，家里暖气又足，到了夜间自然会感觉口干加重，这种情况可以在床边放个加湿器。

还有人晚上睡觉打呼噜张口呼吸，一觉醒来口干也很明显，这种情况侧着睡比仰着睡要好些，但是如果患有睡眠呼吸暂停综合征的则应该积极进行治疗。

（3）病理性口干的处理

最著名的病理性口干莫过于"干燥综合征"了。干燥综合征又叫"舍格伦综合征"，是一种自身免疫性疾病，它会破坏唾液腺及泪腺，造成口干、眼干，同时还可能累及关节、肾、肺等全身多个系统。

所以，如果有口干、眼干合并关节疼等症状应该及时到综合医院的风湿免疫科、眼科和口腔医院的涎腺科进行检查，根据检查情况使用调节免疫的药物、促进唾液分泌的药物以及人工唾液等，以免贻误病情。

头颈部肿瘤放疗后引起的口干基本上是不可逆的，需要放疗时对腺体进行合理防护，如果出现黏膜的损伤和口干等症状应及时到口腔医院的黏膜科和涎腺科进行检查和治疗。

糖尿病的伴随症状之一就是口干，如果血糖控制到正常程度，口干也会随之缓解。

焦虑症、抑郁症、更年期的患者容易出现口干症状，而且很多药物如抗焦虑、抗抑郁、抗高血压的药物等也有口干的不良反应。这类患者需要积极治疗相关疾病。

口腔念珠菌感染时，常伴口干症状，进行抗念珠菌治疗后口干会自然消失。

说了那么多口干的问题，是不是发现口水居然如此宝贵，有没有突然感到原来幸福就在身边呢？

第七节　谈"白"色变，长了苔藓莫要慌

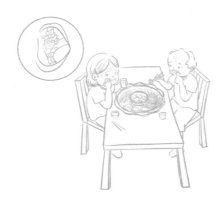

　　李阿姨最近嘴里面长了好多白条纹，吃点辣椒就疼得要命。李阿姨还在网上刷短视频看到"嘴里面长白纹，这是要得口腔癌"，被吓得不轻。慌了神的李阿姨赶快到口腔黏膜科就诊，医生通过详细的检查，李阿姨双颊黏膜及舌头下面长的白色花纹，是口腔扁平苔藓的表现，不是口腔癌。

1. 为什么会得扁平苔藓?

　　李阿姨不解，怎么就得了扁平苔藓了呢? 通过沟通发现，李阿姨最近烦心的事情特别多。五十多岁的李阿姨已经绝经一年多了，现在更年期的症状特别明显，容易烦躁发脾气，爱出潮汗。李阿姨今年体检还查出了糖尿病，不仅如此，家里正在装修，烦心的事情一件接一件。

　　其实这些都是扁平苔藓的病因之一。扁平苔藓目前病因尚

不明确，科学家研究认为其与多种因素有关，如免疫因素、精神因素、内分泌因素、感染因素、局部刺激因素、系统性疾病等。其中精神因素导致了机体功能紊乱，精神上的压力、爱生气的性格这些都会促使口腔扁平苔藓发病或病情加重，或者反复发作。

经过流行病学调查，中年女性扁平苔藓的发病率较高，这和绝经期内分泌水平的改变密切相关。同时李阿姨的糖尿病也和扁平苔藓有一定的相关性。

2. 口腔扁平苔藓长什么样?

得了口腔扁平苔藓，嘴里面会长白纹，表现也是多种多样的。白纹可以像网状、树枝状，长在腮帮子里面的黏膜上，这种比较多见，一般两边一起长。

不是所有的白纹都是扁平苔藓。那种像经过反复摩擦的云雾状变白是"白色角化"；如果是可以擦掉的白膜就可能是"鹅口疮"，"鹅口疮"是一种小婴儿容易得的病；如果是白色的斑块，也可能是"白斑"。这些都不是扁平苔藓，因此嘴里面长了白纹要到口腔科就诊，有时是需要组织活检才能诊断的。

部分患者皮肤上也长扁平苔藓，胳膊腿上多见，也可以累及指甲，或者生殖器的皮肤或黏膜。这些部位的扁平苔藓的表现和口腔里的不一样，大部分是出紫红色的疹子，可能有瘙痒感，这时就要到皮肤科就诊。

3. 扁平苔藓怎么治疗?

（1）调节情绪和睡眠

患者要放松心情，少着急、少生气，保证睡眠。如果更年期症状明显，可以到妇科就诊；失眠严重的患者可以到医院神经内科或睡眠门诊就诊，调理睡眠。这些都有助于扁平苔藓的恢复。

（2）饮食调理

别吃生葱、生蒜、生姜、辣椒、醋等刺激性食物。因为进食刺激性食物不仅会产生疼痛，还会让嘴里面的白纹出现溃烂。如果牙膏里有刺激性的成分，也要更换。

（3）做好口腔保健和治疗

及时去除口内的刺激因素，包括烂牙根、锐利的牙尖、镶的不合适的假牙及沉积在牙面上的牙石。所以，尽早拔除不能保留的烂牙根，调磨锐利牙尖，不合适的假牙需要重新镶或者调改，要定期洗牙去除牙石。

（4）戒烟、戒酒、戒槟榔

对于抽烟、喝酒、嚼槟榔的人，一定要提高警惕，这些刺激物会诱发扁平苔藓。所以，戒烟、限酒、戒槟榔才是正道。

（5）遵医嘱用药

医生会根据患者的情况及全身状况进行个体化用药，在疾病的不同阶段，治疗方案也不尽相同。对于没有症状的扁平苔藓，不需要任何药物，只需要做到情绪调节和饮食忌口即可；如果有疼痛症状，或者在白花纹的上面出现溃烂疼痛则就需要药物治疗。

（6）随时复诊

定期找医生复查扁平苔藓，如病情出现变化，更要及时复诊，莫要乱用药。

4. 扁平苔藓会癌变吗？会传染吗？

口腔扁平苔藓属于口腔黏膜潜在恶性疾患的范畴，听上去很可怕，很多患者在网上搜索扁平苔藓，铺天盖地的都是口腔癌的字眼。其实口腔扁平苔藓除了极少数有恶变的可能，一般并不会导致太严重的后果。而对疾病的过度焦虑与紧张，更容易加重扁平苔藓。

虽然嘴里不是口腔癌，但是李阿姨又开始犯嘀咕，家里还有上幼儿园的小朋友，这个扁平苔藓传染吗？扁平苔藓不是由霉菌感染引来的癣，和老百姓经常听到的手癣、脚癣是两回事，因此不会传染。

5. 扁平苔藓能治愈吗？

扁平苔藓是一种慢性疾病，每个人的反应都不一样。有的白纹很难消退，有些白纹可以消失；有些患者的白纹可能存在几个月至几年的时间不等。

所以当患了口腔扁平苔藓，最好的治疗是以平和的心态接受它，与它和平共处，避免食用刺激性食物，去除可能的致病因素，在医生的指导下用药，定期找医生复查。不要时时刻刻惦记着白纹的多少，它就不再是个恼人的问题了。

第八节

戒烟、戒槟榔，有些口腔癌是可以避免的！

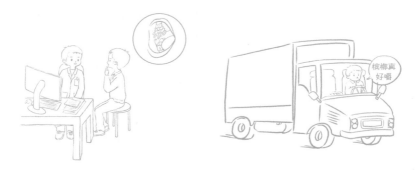

　　小李是一个 28 岁的小伙子，很奇怪，他的嘴张不开了。他告诉医生这个情况的时候，医生当时的第一反应是"会不会是因为智齿发炎了导致张不开嘴"？结果给小李检查的时候发现情况不妙：他的整个口腔黏膜感觉硬邦邦的，失去了黏膜应有的柔软和弹性，用手摸起来仿佛摸在一堵墙上，黏膜很难被推动；我们正常的口腔黏膜是粉粉嫩嫩的，但是小李的口腔黏膜好像失去了血色，呈现为一种异样的苍白表现；最糟糕的是小李的左颊黏膜还长了一团表面疙疙瘩瘩的肿物，摸起来也很硬。

　　看到小李这样的表现，医生的心里咯噔一下，小李的情况像是口腔黏膜下纤维性变，并且已经发生了癌变。医生详细询问了这个小伙子的情况：小李是湖南人，是长途运输开大货车的司机，跑长途的时候难免会犯困，但是听说吸烟容易得肺癌，所以就在朋友的推荐下买了槟榔，开车犯困的时候嚼一包提神解乏，他已经吃了近一年的槟榔了。

1. 槟榔——一级致癌物

槟榔是国际癌症机构公认的一级致癌物。槟榔中的槟榔碱会导致黏膜出现纤维化，从而失去原有的弹性，诱发癌变；同时咀嚼槟榔时槟榔中的粗纤维不断摩擦黏膜会造成黏膜反复出现细小伤口，加速槟榔中有害成分的扩散。

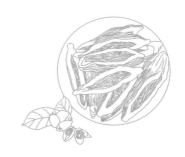

国家卫生健康委员会办公厅在 2019 年 2 月发布了《健康口腔行动方案（2019—2025 年）》，文中指出：要对口腔疾病的高危行为进行干预，对于有咀嚼槟榔习惯的地区人群，要加强宣传教育和口腔健康检查，对口腔黏膜疾病做到早发现、早诊断、早治疗。

近年来口腔癌的发病率越来越高，而口腔癌的病因并不十分明确，它可能和机体的免疫状态、内分泌、遗传等多种因素有关。但是研究发现，口腔癌的确是有一些明确的诱发因素的，除了槟榔之外，能够诱发口腔癌的危险因素还有很多。大家应该对这些危险因素有一个全面的认识，如果能够提前规避这些问题，有些口腔癌是可以避免的。

2. 吸烟——口腔白斑病的诱发因素

吸烟是口腔白斑病发病的重要因素，口腔白斑病属于口腔的癌前病变或潜在恶性疾患。烟草中的二甲基苯并蒽、烟草燃烧时的烟雾中含有的丙烯酸和氰化物有诱发白斑并使之癌变的作用。吸烟的年头越长，吸烟的数量越多，那么招惹上口腔癌的概率也会越大。

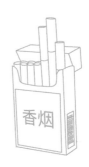

3. 刺激性进食——可诱发口腔癌变

饮酒、食用过于辛辣刺激的食物、食用过烫食物等都有诱发口腔黏膜癌变的危险。我国有些地区食管癌发病率较高，那里的人很喜欢吃烫食，一碗滚烫的面条经常很快就吃完了。我们可以想象一下，如果把开水倒入塑料瓶中，塑料瓶会因受热而变形扭曲。与之类似，食用过烫的食物后口腔黏膜也会发生烫伤，出现黏膜水肿、充血和糜烂。口腔黏膜反复地被烫伤破坏后，在其修复过程中也可能会诱发癌变。

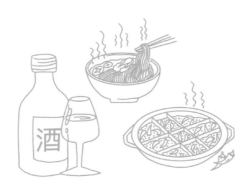

4. 嘴里的刺激物——癌变风险增高

此外，口腔里边缘锐利的牙齿残根、残冠，不合适的假牙也会经常刺激黏膜，时间长了黏膜也有癌变的风险。曾经一个24岁女患者，舌根部长了一个 2 厘米大的肿瘤，原因是她下颌的智齿长了龋，边缘被腐蚀后变得像刀片一样锋利，反复刺激舌根后发展成了舌癌。

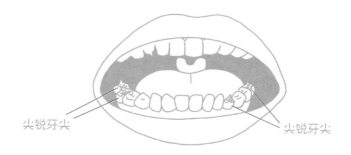

尖锐牙尖　　　　　　　　　　　　　　　　　　尖锐牙尖

5. 预防癌症的发生是关键，及时治疗癌症是重点

所以，对于这些可能诱发癌变的因素，一定要加以关注，如戒除吸烟、饮酒、嚼槟榔的习惯，尽早拔掉不能保留的烂牙根，及时调磨过于尖锐的牙冠边缘，到正规医院镶牙，不合适的假牙需要重新镶或及时请医生对不合适的假牙进行调改，不吃过热食物等。不让自己得癌症，病因预防是关键中的关键。

当然，一旦发现了相关的口腔里的变化，一定要去正规医院的口腔科或口腔医院的专科，比如黏膜科或头颈部肿瘤外科就诊，早期发现、早期诊断，对于口腔癌的治疗至关重要。

作 者 简 介

付　洁　北京口腔医院口腔黏膜科副主任医师，口腔医学硕士；从事口腔黏膜病临床医疗工作 20 年，擅长扁平苔藓、复发性口腔溃疡、疱类疾病、感染类疾病等各种常见疾病及复杂疑难黏膜疾病的治疗，参与临床教学实习工作、本科生及研究生专业课授课及多项药物临床试验。

刘　瑶　北京口腔医院口腔黏膜科主治医师，口腔医学博士；擅长口腔黏膜常见疾病的诊疗，包括复发性阿弗他溃疡、口腔扁平苔藓、口腔黏膜大疱性疾病等。

口腔肿瘤，积极治疗不害怕

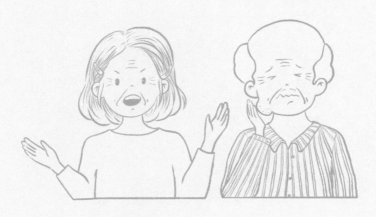

十 住院部

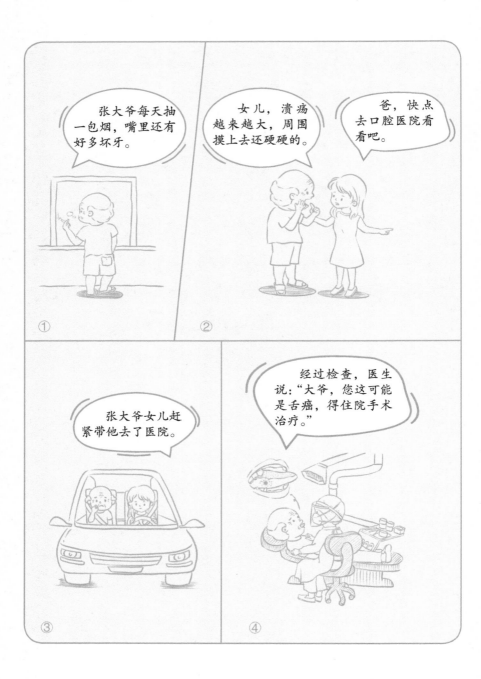

病例：

67 岁的张大爷是个老烟民，在长达 40 多年的时间里，他几乎每天抽一包烟，而且平时不大注意口腔卫生，嘴里好多坏牙，甚至有个后牙坏得只剩一小部分牙冠，留下锋利的边缘。平时吃饭的时候，这个坏牙经常把张大爷的舌黏膜划出一个溃疡，张大爷起初以为只是个普通溃疡并不在意，3 个月过去了，现在溃疡越来越大，持续不愈合，周围摸上去还硬硬的，吃饭说话也受到了影响，来医院医生给做了"活检"，结果为舌癌，得住院手术治疗。

第一节　常见的口腔溃疡怎么就是口腔癌了?

最开始的时候，张大爷舌头上的伤口确实只是一个由牙齿磨出来的创伤溃疡，但由于没有及时去医院解决牙齿问题，坏牙锋利的边缘和烟草长期刺激着溃疡，让溃疡处细胞发生了"叛变"，逐渐变成了口腔癌。

在口腔里，粉红色的黏膜放在显微镜下放大看是由一层层规则排列的细胞构成的，这些细胞内部有一种叫脱氧核糖核酸（DNA）的物质能够让细胞遵守秩序，正常生长、死亡。但是在致癌因素的长期作用下，细胞里的 DNA 会发生"叛变"，使细胞无限制地分裂生长，不再正常死亡，这些细胞争夺营养、抢占空间、破坏周围的结构，甚至将阵地转移到更远的地方去，这就是口腔癌。

口腔癌可能发生在舌头上，还可能发生在颊黏膜、牙龈，腭部、口底（舌下方的区域）。医学上根据口腔癌发生的部位给它取名，例如发生在舌的口腔癌叫作舌癌，发生在颊的口腔癌叫作颊癌。数据显示，2019 年，我国口腔癌的发病率为 3.18/10 万，男性发病率（4.42/10 万）要高于女性（1.68/10 万），近年来虽然口腔癌的发病率有所提高，但口腔癌的治疗水平和预后也在不断改善。

第二节　口腔癌的危险因素有哪些?

癌的发病是一个复杂的过程，口腔癌可能的致癌因素有很多。

1. 不良的生活方式

饮酒、吸烟、咀嚼槟榔是口腔癌明确的致癌因素。酒精是促癌剂。烟草和槟榔引起口腔癌的原因有两个方面，一是烟草和槟榔中含有苯并芘、苯并蒽、槟榔碱等刺激口腔黏膜的有毒物质；二是烟燃烧时产生的高温和槟榔粗糙的纤维对口腔黏膜产生的物理损伤。喜欢吃过烫和刺激性的食物、口腔卫生比较差，也会使口腔癌发生的风险增高。如果有以上这些不良生活方式且不止一种，可能会使罹患口腔癌的风险明显提高。

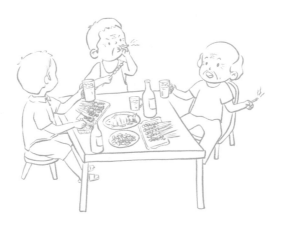

2. 慢性刺激和损伤

口腔内因患龋或者外伤留下来的坏牙、长期吃较硬食物导致牙齿磨耗形成的尖锐牙尖和锋利边缘，以及长期佩戴不合适的假牙等，都会对口腔黏膜造成慢性不良刺激，从而诱发口腔癌。

3. 病毒和细菌的感染

单纯疱疹病毒 I、EB 病毒（一种疱疹病毒）、HPV16（人乳头瘤病毒 16 型）的感染也有可能引起口腔癌或口咽癌。

4. 遗传因素

有口腔癌症家族史的人相比于没有口腔癌症家族史的人患癌的概率会高一点儿，这是因为他们的体质更容易受到致癌因素的影响，在同样的致癌因素刺激下，他们更容易表现出患癌的倾向。就好像在刮同样大的风时，长的细高的庄稼要比长得粗矮的庄稼更容易倒伏。

5. 免疫功能低下

人体的免疫系统会派遣士兵对人体进行 24 小时不间断地巡逻，他们不光抵御"外来敌人"，还时刻监视着"自己人"，当身体里有细胞发生"叛变"，免疫系统就会把他们消灭掉。当长期服用免疫抑制剂（如激素或骨髓移植术后的抗排异药物）或免疫功能缺陷（如患艾滋病）时，免疫系统对身体里细胞的监视功能就会减弱，就给了"叛变细胞"发展壮大的机会，从而形成癌症。

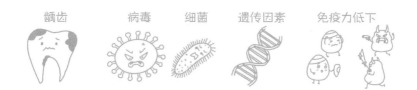

龋齿　病毒　细菌　遗传因素　免疫力低下

6. 其他危险因素：长期精神紧张、营养不良、放射线接触等

如果具有这些可能导致口腔癌的危险因素，建议重点关注口腔健康、定期口腔检查，以免延误诊断和治疗。

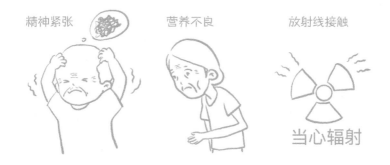

精神紧张　营养不良　放射线接触

当心辐射

第三节　什么样的口腔病变需要提高警惕？

　　口腔溃疡种类很多，包括复发性溃疡（复发性阿弗他溃疡）、创伤性溃疡、结核性溃疡、癌性溃疡等。最常见的口腔溃疡是"复发性溃疡"，这种溃疡形状规则，边缘光滑整齐，中央微微凹陷，表面可以发黄，溃疡的周围有一圈红晕，质地比较软，疼痛感比较明显，我们通俗概括它的特点为"红黄凹痛"。它们会反复发作，但是位置不固定，1 ~ 2 周的时间便可以自行愈合，这虽然会带来进食、说话上的痛苦，但它是"好"溃疡。

　　但张大爷嘴里的溃疡像菜花一样，表面不光滑，有很多小凸起，而且边缘不整齐，像被虫子啃噬过一样，溃疡周围摸起来也比较硬或能摸到一个肿块；而且它固定在某一个位置，超过 2 周甚至更长的时间也没有愈合，范围在不断增大，疼痛不断加重，还出现了很明显的口臭，甚至有食欲减退，体重下降等全身表现。这些表现都说明，张大爷嘴里出现了"坏"溃疡。这里最容易掌握的一点就是"2 周"这个时间点，如果口腔黏膜某处溃疡超过 2 周还没好，就要引起重视，及时就医。

　　口腔癌有不同的"长相"，可以是凹坑溃疡，也可以表现为突出来的像"菜花"一样的外生物，或者从黏膜表面看上去没有明显的变化，深处却能摸到一个浸润生长的硬结、肿块。尽管口腔癌有不同的"长相"，但口腔所处位置容易观察，口腔癌又多发生于口腔黏膜的表面，只要我们留意口腔黏膜的变化以及疼痛、麻木等症状，就很有可能发现早期的口腔癌。

警惕口腔癌的"信号"

总结一下，如果出现下面这些信号，提示我们要重视起来了。

口腔里有 2 周以上未愈合的溃疡。

口腔黏膜上有红色的、白色的、红白相间的或颜色偏暗的斑块。

口腔内不明原因的反复出血。

面部、口腔、咽部和颈部有不明原因的麻木与疼痛。

不明原因的舌头运动不灵活、言语不清、吞咽困难。

口腔和颈部出现不明原因的肿块。

第四节　怀疑得了口腔癌，可能要做什么检查?

在出现经久不愈的口腔溃疡时，口腔外科医生会通过肉眼看、用手摸对它进行初步的检查和判断，但凡怀疑是不好的肿瘤，就会选择"活检"。

"活检"是活体组织检查的简称，是肿瘤诊断的"金标准"，也就是说，在治疗前医生用它来确定诊断从而指导治疗、判断预后。活检的方法简单来说，就是在长了肿物的位置周围打点麻药，切下肿物边缘"黄豆"大小的一小块组织，送到病理科放在显微镜下看这个组织有没有癌变。

在显微镜下，各种肿瘤都有着自己独特的长相和气质，恶性肿瘤（如口腔癌）的细胞表现往往"面目狰狞"、排列混乱，良性肿瘤就表现得"乖巧温顺"。病理科医生正是根据这些来诊断是不是癌以及癌的具体类型。确定肿瘤的类型和它的"性格特点"可以指导医生更好地对付它们。

医生通常还会让患者再做一些 B 超、CT、核磁等影像学检查，这些检查是为了确定肿瘤的位置、范围，肿瘤有没有破坏一些比较重要的结构、有没有转移等，以便更好地进行治疗。

第五节　口腔癌能治好吗？

"谈口腔癌不必色变"，因为口腔癌是可能被治好的。大多数口腔癌（包括早期、中期及局部晚期口腔癌）都可以通过手术切除，并结合其他一些辅助治疗实现治愈的可能。

1. 早期口腔癌治疗后的 5 年生存率为 80% ~ 90%

在医学上以 5 年生存率作为评价口腔癌预后的指标，口腔癌患者治疗后的 1 ~ 2 年是复发和转移的高风险年限，转移和复发发生在治疗后 5 年之内的占 90%，如果在 5 年内没有复发，再复发的概率就很小了，就可以被认为治愈了。对于早期的口腔癌，治愈率很高，5 年生存率可以达到 80% ~ 90%，治疗以后对生活基本没有影响。

2. 口腔癌的转移

口腔癌会发生转移，包括脖子上淋巴结的转移和肺、肝、脑等远处脏器的转移。

肿瘤所在部位的活动越多，越容易发生转移，就好比一辆满载货物的轮船越颠簸，就越容易将货物（肿瘤细胞）散落下来；而淋巴管和血液循环就好比轮船下的水，水流量越大就越容易将"颠下来的货物"带到更远的地方去。所以病变所在部位运动越频繁，病变周围的淋巴管和血液循环越丰富，口腔癌发生转移的可能性就越高。

舌头在日常咀嚼、言语过程中活动频繁，又有着丰富的淋巴管和血液循环，所以张大爷得的舌癌可能会在早期就发生颈淋巴结的转移，如果进一步发展还可能转移到肺等远处的脏器。

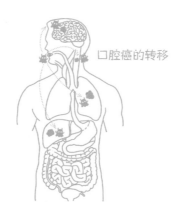

口腔癌的转移

3. 早发现、早诊断、早治疗，提高生存率

如果发现和治疗不及时，瘤体增大、分期变晚、出现转移，口腔癌的治疗可能会变得复杂，生存率也会有所下降。所以对于口腔癌，我们一定要努力做到早发现、早诊断、早治疗。

恰当的治疗是确保口腔癌预后的关键，往往手术要将癌症发生区域扩大切除，就会造成张大爷缺一部分舌头。为了保证手术之后张大爷吃饭、说话的功能，医生们不断优化手术，在做到精准切除的同时还可以从手臂或者大腿上取一块大小相当的组织修补到口腔里缺失的区域。这样经过一段时间的恢复，患者又可以像正常人一样吃饭、说话。所以对于口腔癌，我们不必恐惧，发现后积极配合治疗，保持乐观的心态，多数会取得不错的效果。

第六节　怎样预防口腔癌？

1. 去除刺激因素

　　去除刺激因素，从病因预防最重要。我们要戒除不良的生活习惯，戒烟、戒酒、戒槟榔，不吃过烫和过于刺激的食物。及时解决牙齿出现的问题，拔除没有保留价值的残根、残冠，请医生磨除尖锐的牙尖和锋利的边缘，及时调整或者更换戴用不合适的假牙，重新制作设计不合理的牙冠。

　　如果经常在户外暴晒或从事接触有害物质的工作要做好防护。热损伤以及紫外线、放射性物质、煤焦油、烟油等有害物质可能导致口腔肿瘤发生。经常在户外长期暴晒、接受过量紫外线辐射，可能诱发唇癌及皮肤癌。因此如建筑工人、快递员等户外工作者及长期接触有害放射性物质的工人等都需要做好防护。

2. 定期进行口腔检查

　　建议健康人群每 6 ~ 12 个月定期做口腔检查；存在危险致癌因素的人群更要提高口腔检查的频率，重视口腔卫生，发生了溃疡、疼痛、肿包及时到口腔医院就诊，避免本不是癌症的病变发展成癌症或癌变范围进一步扩大。越早接受治疗，治愈的可能性就越大，对以后的生活质量和寿命的影响就越小。

3. 重视那些可能发生癌变的黏膜疾病

红斑、白斑、扁平苔藓、口腔黏膜下纤维化等黏膜病都有发生癌变的可能性，要重视这些疾病，积极治疗，按时复查，如果发现他们有恶变的苗头，要积极采取措施将口腔癌扼杀在摇篮里。

4. 增强体质

保持心情愉快，均衡营养，加强锻炼。增强体质，增强免疫力，是防癌的重要手段。

第七节　唾液腺肿瘤与健康

　　口腔疾病不仅可以发生在牙齿上，还可以发生在唾液腺上。唾液腺存在于我们的口腔和面部，它们虽然不起眼却可以每天为人体产生 1000 ~ 1500 mL 的口水，可谓功能强大。

　　人体一共有 3 对大唾液腺（腮腺、下颌下腺、舌下腺）和许许多多的小唾液腺。其中体积最大的唾液腺叫腮腺，位于耳朵周围的皮肤下方；而产生口水最多的唾液腺是下颌下腺，位于我们下巴侧面下方的区域。这两对唾液腺上如果长了东西，我们可以在耳朵周围或者下巴侧面下方摸到肿包，甚至这些地方会鼓起来一块。相对而言，舌下腺藏的比他们更加隐蔽，位于口腔内舌头下方的黏膜区域。此外，还有数不胜数的小唾液腺分布在口腔黏膜的各处。

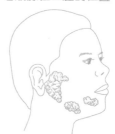

唾液腺在口腔的位置

1. 唾液腺肿瘤的发病率

　　这些大、小唾液腺都有可能长肿瘤，唾液腺肿瘤总的发病率为（0.15 ~ 1.6）/10 万，其中腮腺肿瘤的发生率最高，约占 80%，下颌下腺肿瘤占 10%，舌下腺肿瘤占 1%，小唾液腺肿瘤占 9%。唾液腺里面长的瘤子也有良恶性之分，个头越大的唾液腺瘤子是良性的可能性就越大。其中，腮腺肿瘤是良性的可能有 75%，下颌下腺肿瘤为良性的可能性有 60%，而舌下腺肿瘤是良性的可能性只有 10%。

2. 唾液腺肿瘤的信号

如果无意中在耳周发现了肿胀或者摸到了肿包，先不用过于紧张，因为除了长了瘤子，唾液腺相关的炎症、囊肿等也会有这些表现。但如果肿物在不断变大，甚至导致了脸不对称，疼痛加重，就要引起足够的重视了。特别是当您发现肿包的同时又出现了口角歪斜、闭上嘴鼓腮的时候容易漏气、抬眉毛无力这些面瘫症状的时候，更要警惕起来。因为面瘫是肿瘤在"伤害"腮腺里面的面神经的表现，这时的瘤子很大可能就是"性格顽劣"的癌了，一定要及时前往口腔医院的头颈肿瘤科就诊。

嘴巴里面的唾液腺发生了肿瘤，也会出现肿包的症状，还可能出现明显疼痛、麻木、舌头活动不自如、说话大舌头等情况。

患者前来就诊时，医生会根据一系列临床检查对唾液腺肿物的性质（良性或恶性）进行大概的判断，从而确定肿物的大小、位置、质地、与周围组织的关系、血运等情况。现在检查条件好了，了解得越多，对诊断和治疗越有帮助。

3. 唾液腺肿瘤要做什么检查？

最常用的唾液腺肿瘤辅助检查手段有以下两类。

细针吸取活检：唾液腺肿瘤所处的位置往往比较深，不能直接表面切取和钳取来获得要观察的肿瘤组织，并且唾液腺肿瘤在切取的时候很有可能把肿瘤细胞像种子一样播撒在周围的组织上，造成日后肿瘤在这些位置"生根发芽"，因此腮腺及下颌下腺肿瘤一般禁忌直接切取肿瘤组织。但我们可以用极细的针（0.6～0.9 mm）刺入肿瘤吸出一些肿瘤细胞来放到显微镜下观察，在医学上称之为"细针吸取活检"或"穿刺细胞学检查"，这是目前术前确定唾液腺肿瘤性质最准确、最可靠的方法之一。

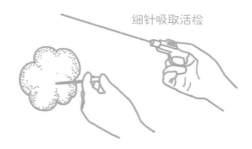

细针吸取活检

B 超、CT、核磁等影像学检查：这些检查可以告诉我们肿瘤的大小、位置，形状是不是规则，边界是不是清楚，有没有破坏周围的组织结构，这些都会帮助医生判断肿瘤是良性的还是恶性的。

4. 唾液腺肿瘤能治好吗？

确诊得了唾液腺肿瘤以后，头颈肿瘤科医生就要根据初步的判断进行治疗了，最常用的治疗方法就是做手术把瘤子切掉，大家最关心的就是这个瘤子切了会不会再长、会不会转移，会有哪些后遗症？

　　其实从整体而言，唾液腺肿瘤良性的可能性更高，往往一次彻底的手术切除后就不会再长，但如果切除以后报的病理检查结果是生长活跃的良性肿瘤甚至是癌，那么就有可能复发甚至转移到身体别的部位。总的来说，长在唾液腺的癌转移可能性比较低，如果发生转移，最容易转移到的部位是同一侧脖子上的淋巴结，然后是肺、肝、脑等部位。这就要求患者朋友们在手术切除肿瘤以后一定要关注病理结果的报告，要遵医嘱定期到门诊找医生复查，不舒服的时候就要及时就诊。

　　唾液腺肿瘤手术最常见的后遗症就是神经的损伤。拿腮腺举例来说吧，腮腺和面神经的关系就像热狗的面包和肠的关系，腮腺把面神经包在了它里面，在绝大多数的腮腺手术中可能都会遇到面神经，因此就可能出现面神经的损伤，从而造成术后的面瘫。但现在手术技术经过了长久的发展和改良，医生们可以做到在切除"面包里肿瘤"的同时把里面的"肠"（面神经）保护起来，从而尽最大可能避免面瘫。

　　但在某些肿瘤里，面神经和肿瘤关系非常密切，甚至瘤子已经长到了神经上，这时候就不得不在一定程度上损伤甚至切除面神经，术后面瘫就在所难免了。出现面瘫了也不用过度慌张，大多数轻度损伤造成的面瘫在术后吃 3 ~ 6 个月营养神经的药就能慢慢恢复。

　　腮腺耳周手术在很久以前会留有明显的术后瘢痕，现如今医生会把手术切口隐藏在耳朵后面或发际里，从而避免明显的手术瘢痕，对年轻患者以及瘢痕体质患者来说是更佳的选择。

　　整体来说，唾液腺良性肿瘤的手术治疗效果较好，治疗后基本不影响生活和寿命，但部分肿瘤也有复发的可能，患者应听从医嘱，定期复查。唾液腺恶性肿瘤治疗后的短期生存率比较高，有效、恰当的综合治疗可以获得不错的结果，但对于高度恶性、治疗不彻底的肿瘤来说，预后可能较差。

作 者 简 介

冯芝恩　北京口腔医院口腔颌面头颈肿瘤外科主任医师，口腔医学博士，教授，博士生导师；从事口腔颌面－头颈肿瘤诊断及治疗工作，擅长口腔颌面部恶性肿瘤切除术后修复重建、腮腺肿瘤美容切口入路手术、口腔癌 MDT 多学科诊疗、恶性黑色素瘤外科治疗、牙源性肿瘤及颌骨囊肿外科治疗、流唾症外科治疗。

王　翀　北京口腔医院口腔颌面头颈肿瘤外科主治医师，口腔医学硕士；擅长诊治口腔颌面良恶性肿瘤（口腔癌等）、口腔颌面部缺损修复重建、唾液腺肿瘤等。

PART 8

做好口腔保健，预防牙病

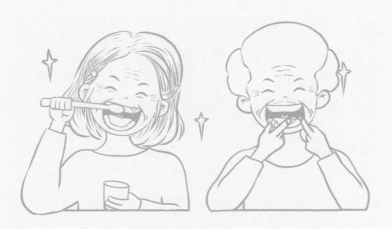

第一节　维护口腔健康的最根本方法

"龋病""牙周病"是口腔常见病，大部分人都无法幸免。

中国人习惯把龋齿叫作"蛀牙""虫牙"，以为是"虫吃牙"。牙科医生在安抚小朋友的时候甚至会用到"帮你捉牙齿里的小虫"这类的比喻。"人老就会掉牙"的"共识"也是由来已久，但其真正的原因是得了"牙周病"。不管是龋病还是牙周病，病因都可以归类为细菌感染。人的口腔内处处布满了细菌，和人体其他部位一样，这些细菌中有"好"细菌也有"坏"细菌，其中少部分的"坏细菌"在特定环境下可以导致口腔疾病。那如何才能最大限度地阻止细菌破坏牙齿呢？

1. 刷牙！刷牙！

维护口腔健康最基本、最重要的方法就是：刷牙！刷牙是预防龋病、牙周病最基础最重要的手段。

既然口腔内处处都是细菌，那刷牙与否还重要么？

答案是肯定的。因为游离状态的细菌无法对口腔健康造成威胁，只有在牙齿上安营扎寨，细菌才能引起口腔问题。

2. 饭后漱口！

饭后漱口是必要的。尤其对于老年人来说，牙齿间隙增大，每餐过后稍大一些的食物残渣可以通过漱口清洁掉一大半。

漱口和刷牙一个都不能少。漱口虽然能冲掉大部分食物残渣，但残留下来的食物残渣不能不管，它们会附着在牙齿、牙龈表面，直到下一次刷牙才能得到清理。如果不能按时、有效清洁牙齿，这些食物残渣中的细菌和口腔内固有的细菌，就会以牙菌斑的形式长期定居在牙齿、牙龈上，破坏牙齿形成龋齿，破坏牙龈等牙周组织形成牙周病。至此，"虫吃牙"和"老掉牙"问题就悄然出现了。

第二节 如何使用牙刷、牙线、牙缝刷？

"刷牙时牙膏需要蘸水吗？""听说要用软毛牙刷，是这样吗？""电动牙刷刷得干净，但听说电动牙刷劲儿太大会把牙刷坏是吗？"……

相信很多人在提及如何刷牙时都会有诸如此类的一些疑问。随着人们生活水平的提高，各种各样"高大上"的口腔保健用品进入到人们的生活当中。商家宣传时"百家争鸣"，时常让消费者丈二和尚摸不着头脑。网络上隔三岔五蹦出来的"这样刷牙等于慢性自杀"之类危言耸听的言论也常常叫人不知如何是好。

如何才能好好刷牙、高效刷牙，同时又不把牙齿刷坏呢？

1. 口腔清洁的目的——去除牙菌斑

很多问题，例如蘸不蘸水、软毛硬毛、电动还是手动等，对于牙齿刷得干不干净影响并不大，无需纠结。真正需要明白的是：刷牙是要刷掉什么？

一般情况下，牙齿表面会附着一层由唾液、食物、细菌混合而成的薄膜，称为菌斑生物膜（简称"菌斑"）。

有研究表明，初期的菌斑在刷牙后数分钟便可形成，并有口腔内的细菌迅速附着于其中，而且不能被水冲去或漱掉。菌斑是细菌得以在口腔中驻扎、存活的主要形式，其中有的细菌"负责"导致龋齿，有的"负责"引起牙周病。我们日常刷牙、用牙线的主要目的就是清除菌斑。

相邻两颗牙齿的间隙、牙与牙龈衔接处，后牙上的沟沟坎坎（窝沟点隙）是细菌附着的"重灾区"，也是龋病、牙周病最容易发生的区域。刷牙时应该重点关注这些区域。各类口腔护理用品大都也是围绕着这些区域做文章，增加清洁的效率。

2. 推荐的刷牙方法——水平颤动拂刷法

水平颤动拂刷法是目前主要推荐的刷牙法，目的是清洁牙齿与牙肉交界的部位。操作方法如下。

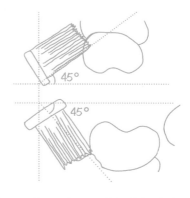

第一步，刷毛朝向牙根方向呈 45° 轻微加压。

第二步，刷毛覆盖的 2 ~ 3 颗牙为一组，小幅度水平颤动7 ~ 8下，然后向牙冠方向纵向刷一下（即刷下牙时水平颤动完毕后牙刷向上'挑'（tiǎo）一下，刷上牙时水平颤动完毕后向下刷一下）。

第三步，移动到下一组牙齿重复以上动作，移动时刷毛覆盖范围要和上一组牙齿有所重叠。

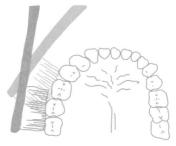

第四步，后牙咬合面前后刷。

第五步，前牙内侧竖起牙刷认真刷。

这 5 个动作要领是针对牙齿、牙龈的独特形态总结而成的。

3. 刷牙的原则

（1）"红白交界"是刷牙重点

菌斑在牙与牙龈衔接处较厚，刷牙的重点即在此处。牙齿为白色，牙龈为红色，二者衔接处我们称为"红白交界"。因牙龈有一定厚度，在波浪形的"红白交界"区域形成了一种特殊的结构——龈沟（就是牙肉与牙齿之间很窄的间隙）。龈沟处的菌斑是牙周炎的"始作俑者"，大多数人的刷牙出血症状也源于此。

"红白交界"区如何清洁呢？建议刷牙的时候，牙刷微微转向牙龈方向，这样刷毛可以伸入龈沟，即刷上牙刷毛微微向上，刷下牙刷毛微微向下，水平微微颤动，即可清洁龈沟内菌斑。

（2）避免"拉大锯"刷牙

为了能更快地刷干净牙齿，很多人采用左右横向大范围"拉锯式"刷法，棍扫一大片。这样看似刷得又快又好，但是非常不推荐。

首先，刷不干净。快速大范围横刷时，刷毛无法有效伸入牙缝及龈沟处，而是匆匆掠过，并不能把牙齿刷干净。

其次，刷毛会将靠近牙根部分的牙齿表面刷出"凹槽"，形状类似拉锯砍树过程中在树根处留下的刀口，这种磨损会导致牙齿敏感，严重者会暴露神经引发疼痛，甚至导致牙齿折断。为避免这种情况，更推荐使用前面提到的水平颤动拂刷法，或者转圈刷牙法。

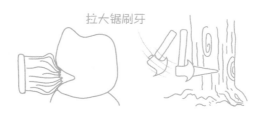

拉大锯刷牙

（3）刷牙要"面面俱到"

牙齿暴露在口腔中有五个面，咬合面、外侧面、内侧面、前侧面、后侧面。有些面无法看到并不代表就不会发生牙病。相反，正是因为有些面无法看到，刷不干净也不会影响美观，会更容易被我们忽略而引发龋病或牙周病。所以越是看不到的地方，越应该注意认真刷到。

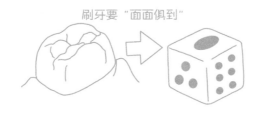

刷牙要"面面俱到"

4. 清洁牙齿要"有面儿也有里儿"，使用牙线或牙缝刷

有些人说"我每天刷牙很认真，牙齿看上去也很干净，但是怎么总是有龋齿，这些龋齿都在哪里，我照镜子怎么都看不见，舔也舔不到。"

因为牙齿解剖外形的原因，牙刷的刷毛无法进入相邻两颗牙齿的邻接面。我们在镜子前可以看到洁白的牙齿，却无法看见牙缝里的细菌正在"暗中密谋"。

　　这时需要借助牙齿邻面清洁的工具，最常用的是牙线、牙缝刷。每次在用牙刷刷牙之后，推荐使用牙线清洁牙齿邻接面，初次使用时，有可能会闻到口腔中散发出腐败的臭味，那正是被捣毁的细菌"老巢"的味道。

　　（1）牙线的使用方法

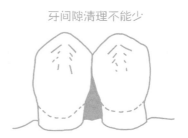

牙间隙清理不能少

　　取约 30 厘米牙线，其中一端缠绕在中指最末端关节处固定，牙线另一端同样方法固定在另一手中指，两中指间牙线绷紧后约 10 厘米长；用双手食指"领"着中间绷紧的牙线进入口腔，此时食指间的牙线保持在 1 厘米左右；将此 1 厘米牙线"拉锯式"压进牙缝后用牙线对两侧牙齿进行"包裹式"的摩擦（此时牙线会呈"C"形裹住其中一颗牙齿在牙缝中的部分）。完成清洁后再次"拉锯式"拉出牙缝，用此方法将所有牙缝清洁一遍。

两中指指间距离 10 厘米

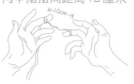

两食指指尖距离 1 厘米

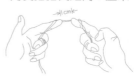

两食指左右"拉锯"将
牙线"蹭"进牙缝

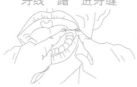

"C"形"包裹式""刮蹭"
牙齿侧面

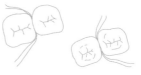

大家也可以用更为方便的"牙线棒"，操作原理与牙线相似，都是将"线"放入牙缝中对两侧牙齿进行"刮蹭"。

大家普遍有一个认识误区——"使用牙线会导致牙缝变大"。其实牙齿有着天然的晃动范围，此范围小于 1 毫米，但足以容纳牙线通过。每天使用牙线可以大大降低牙齿邻接面的龋病患病率。

（2）牙缝刷的使用

有些牙周炎患者牙龈退缩，在牙缝会看到"黑三角"，即原本牙龈充盈的部分因为牙龈退缩而显现出的三角形间隙。选择恰好能通过"黑三角"的牙缝刷，相对于牙线，能更加高效彻底地清洁牙齿邻接面，而且也更方便。

牙缝刷是只有一束毛的"小牙刷"，中间是硬的钢丝（或塑料材质），周围有一圈刷毛，通过牙缝时，刷毛就能把牙缝清洁干净。牙缝刷有大中小号，而且不同品牌的牙缝刷尺寸也有差异，要根据自己的牙缝的大小选择合适型号的牙缝刷。有的人牙缝大小差异很大，可能不同的牙缝需要准备不同型号的牙缝刷。选择牙缝刷宁小勿大，选小了，虽然牙缝刷在牙缝中会晃荡，但不同方向多刷几次也可以发挥作用；如果选大了，通过牙缝时会压迫牙龈，长此以往，会导致牙龈退缩，牙缝变大。

希望大家在刷牙过程中，少一些纠结，多一些策略。相信每一个人都可以拥有一口干净健康的牙齿。

第三节 ## 嘴里缺牙如何清洁?

1. 缺牙导致牙齿清洁更困难

牙齿脱落后,牙齿间的连接关系出现变化,取而代之的是一个宽大的缝隙。这种"大牙缝"会导致一系列问题。

其一,缺牙两端的牙齿容易出现楔状缺损(牙齿靠近牙根的部位出现的凹坑状的缺损)。在牙列完整的状态下,刷牙时所有牙齿平均分担牙刷刷毛带来的压力。当牙列出现缺口,在缺口两端的牙齿受到的压力就会增加,久而久之,就会在这些牙齿的颈部形成楔状缺损,牙齿敏感可能随之而来。

其二,空隙两边的牙齿面向"大牙缝"的一面,会更容易形成牙石。就好像堤坝的下游那一边总会沉积泥沙。口腔内也存在着"水流",只不过这个"水流"是唾液混合着食物残渣形成的。当"水流"冲刷牙齿之后,会在"下游"沉积下来,慢慢地固化形成难以去除的牙石。

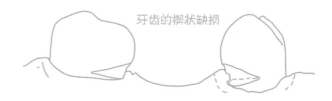

牙齿的楔状缺损

2. 缺牙部位的清洁方法

当口中有牙齿脱落,就要警惕了,您需要花费更多的心思去维持现有牙齿的清洁。缺牙处两侧的牙齿一定要避免横着刷牙，可以选择"转圈刷牙法"，让牙刷在牙齿周围绕圈，建议在缺牙处更多地使用牙缝刷或者冲牙器，可在帮助减轻牙齿压力的同时更高效地清洁牙齿。

3. 全口无牙也必须清洁——刷假牙，擦黏膜

对于全口无牙的老人，同样要维持口腔卫生。因为口腔里除了牙齿，还有一个不可忽视的角色：黏膜。我们的牙龈、舌头、颊部、上颚、舌底都可归为黏膜。黏膜是我们咀嚼食物不可缺少的组成部分。健康的黏膜可以在全口无牙的状态下，帮助我们最大限度地进食。这就要求我们重视起黏膜的健康。

进入全口无牙的状态后（往往是口内所有剩余牙齿损坏、无法保留，经过医生拔除之后），要按时去正规、专业的医院口腔科镶牙，如果您选择的是可摘全口义齿，在维护好义齿的同时，还建议维持黏膜的清洁。有牙的时候用牙刷，只剩黏膜的口腔，可以把干净的医用纱布缠在手指上，轻轻擦拭牙龈、牙龈与唇黏膜的转折处、舌苔等容易藏污纳垢的地方。降低黏膜炎症出现的可能性，也能让义齿的使用更加顺利。

第四节　氟化物——预防龋齿的好方法

1. 什么是氟化物

　　氟是人体健康所必需的一种微量元素，广泛地存在于自然界中，人体的氟来自于饮水、食物、空气以及医源性主动摄入。成人体内约 99% 的氟沉积在骨骼、牙齿等钙化组织中，其余存在于血液、唾液以及软组织中。

　　"氟化物可有效防龋"，这是 20 世纪口腔预防医学对人类最伟大的贡献之一，是经历了几十年 100 多次临床研究得出的结果。世界卫生组织、世界牙科联盟（FDI）都肯定了含氟牙膏预防龋齿的作用，也明确提出了含氟牙膏的安全性和有效性。氟化物可通过降低牙齿矿物质流失以及对微生物产生作用而达到预防龋齿的目的。

2. 含氟牙膏的使用

　　人们日常生活中主动接受氟化物防龋的方式就是使用含氟牙膏。6 岁以上的儿童和成年人，每天用含氟牙膏刷牙两次，每次用量约 1 克，可达到有效的防龋效果。大量研究表明，含氟牙膏的使用可使龋病患病率降低 24%，同时各种含氟牙膏的防龋效果没有显著性差异。含氟牙膏值得推荐给所有人作为日常口腔护理的用品。

长期使用含氟牙膏会导致氟骨症和氟牙症吗？

氟骨症和氟牙症都是慢性氟中毒的表现，只有"过量"的摄入氟，才会导致以上问题。氟骨症主要是由长期饮用含氟量过高的水源或长期吸入被燃煤污染的空气导致的。氟牙症是在牙齿发育期间，长期过量地摄入氟化物导致的。

含氟牙膏只是局部使用，况且牙膏不是用来吞咽的，刷牙之后绝大部分的牙膏和其中的氟都吐出去了。因此，绝大多数情况下，氟骨症、氟牙症与含氟牙膏的使用没有关系。

3. 含氟漱口液的使用

除了使用含氟牙膏，龋病的高发人群（如佩戴正畸固定矫治器的患者、干燥综合征患者）、不能实行自我口腔护理的人群（如运动功能障碍的老年人）也可以使用含氟漱口液，进一步加强防龋效果。

4. 专业涂氟治疗

如果想要更有针对性地预防龋齿，就需要得到口腔科医生的帮助。含氟涂料、含氟凝胶与含氟泡沫都是现在主流的方法，需要严格按照步骤进行操作，无法在家中完成，因其氟含量较高，故防龋效果也更好。一般一年两次涂氟治疗即可达到有效的防龋效果，对易患龋人群，一年可使用 2 ~ 4 次。

第五节　如何吃才能保护牙齿？

1. 吃什么？

（1）老年人的口腔特点

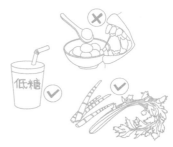

在了解什么样的食物有利于老年人口腔健康之前，要先了解老年人的口腔特点。老年人牙齿使用时间久，牙面磨耗重，咀嚼效率低；牙龈退缩，牙缝变大，进食容易塞牙；牙齿松动现象普遍，往往咀嚼无力。

（2）有利于老年口腔健康的食物

老年人口腔的以上种种特点，导致其对于食品的要求比其他人群更高。食品厂家在专门面向老年人的食物上往往倾向于做得口感软糯易于咀嚼。但食物过于追求精致、口感、加工程度，容易引起口腔问题的出现。以下提示几点，希望能帮助到大家。

少吃含添加糖的食物　如今市面上的食物为了提升风味，不管是食物还是饮品都会做得很甜。甜食或过甜的饮品会更容易被口腔中的细菌获取，产生有害于口腔健康的酸性物质，导致龋齿的出现。

少吃黏、软食物　老年人咀嚼效率低，并不意味着必须吃黏软的食物。过黏过软的食物，会在嚼碎吞咽之前就粘在牙齿的侧面，嚼不到也舔不掉。如果食物过甜，除了食物粘在牙上难以清洁外，还会持续刺激敏感的牙根导致"倒牙"的出现。推荐老年人选择酥脆低糖的食物，容易嚼成小块，且不易粘牙。

多选择粗纤维的食物　有些食物因其具有较粗糙的质地，在咀嚼的同时即可起到清洁牙齿的作用，因此可以在每餐后吃一些。比如苹果、梨等水果。但考虑到老年人前牙的功能受损，或前牙区有活动义齿，建议事先切成小块再吃。

2. 如何吃？

（1）避免偏侧咀嚼

有些老年人因口内某些牙齿功能受损无法咀嚼或本身就存在疼痛、红肿等症状，长时间用正常的一侧咀嚼，可导致患侧牙齿病症拖延，而正常侧牙齿磨耗严重，甚至颞下颌关节出现问题。建议尽早解决口腔内的"问题牙"，不姑息、不将就；拔除无法保留的牙齿，尽早修复缺失牙，做到双侧平衡咀嚼。

（2）集中吃

上文提到避免过软过黏食物的主要原因就是避免食物在口中停留的时间过长。食物的停留时间长意味着细菌分解食物、破坏牙齿的时间长。所以在每日食量不变的情况下，建议老年人尽量缩短进食时间、减少进食次数；每日的零食、水果、坚果类食物随餐吃；并且在每餐结束后用清水漱口，有条件的情况下将活动义齿一并清洗干净。

但有些老年人血糖高，或者因为身体其他原因，需要少食多餐，这样会加重牙齿的负担。因此老年人要有足够的知识和智慧，根据自身具体情况，进行适当的调整。

第六节　专业帮助

"牙疼是小事儿，吃点药就好了""洗牙越洗越松""假牙不合适，凑合凑合得了"……

经过前面章节的讲解，不知道您对这些口腔健康的误区是否有了新的认识，是时候摒弃这些不正确的观念了！

日常的牙齿清洁、口腔保健非常重要！而且，同身体的其他部位一样，口腔也需要每年进行健康检查！有些小的问题或者早期隐秘的牙病，需要专业医生检查才能发现。不过检查的目的也不是简简单单的发现疾病、治疗疾病，我们的终极目标是不得牙病。就拿最常见的龋病来说，医生不仅可以修补牙洞，更重要的是通过面对面的检查和交流，可以了解患者口腔健康状况、饮食习惯、刷牙方式、是否用牙线或牙缝刷、是否用含氟牙膏以及全身情况等。医生会综合这些信息来评估患龋风险，并提供针对性的指导，预防龋齿。

生活中如果发现了口腔疾病要及时寻求专业帮助：出现牙石、牙龈红肿、刷牙出血，要酌情进行牙周治疗；出现龋齿、牙髓炎等，可通过补牙、根管治疗尽可能保留天然牙，毕竟牙齿还是原装的好；当然，被医生判了"死刑"的牙，还是要尽早拔除，以免错过最佳的修复时机或者引发其他口腔疾病。

总之，口腔疾病是可防、可控、可治的，越早发现，治疗起来越简单，既省钱又省时，痛苦也少。一口好牙对老年人的全身健康有促进作用，也能帮助提升生活质量，提升幸福感。要想拥有一口相伴一生的好牙，自身维护和专业帮助缺一不可。

作 者 简 介

李 杰 北京口腔医院口腔预防科住院医师，口腔医学硕士；从事牙体牙髓病、牙周病的临床诊疗工作；负责北京市儿童龋病预防、中老年人口腔健康促进等公共卫生服务项目管理工作。

任 雯 北京口腔医院口腔预防科主治医师，口腔医学博士；从事牙体牙髓病临床治疗工作；负责管理北京市0～3岁儿童口腔保健综合干预项目及氟化泡沫免费防龋项目。

后记

人们总是希望孩子多多关注口腔健康，在人生拉开帷幕之时养成良好的口腔习惯，而对于老年人口腔健康，往往意兴阑珊。

但每一位老年朋友也是从儿童时期成长而来，老人的牙齿也是，舌、牙龈也同样如此。我们年少时备受呵护，壮年时照顾、反哺家人、社会，当迈入老年，我们如何面对临近"使用年限"的身体，是全新的课题，我们要善待自己，重视健康问题，包括口腔健康。

口腔内的牙齿，资历最老的六龄齿自 6 岁起便萌出于口中，最年轻的智齿在成年前后与我们相会，经过数十载的陪伴，老年人的牙齿也垂垂老矣。人们每天工作生活，我们的牙齿亦是如此，不曾有一日停歇。当年晶莹剔透形态饱满的年轻恒牙如今成了伤痕累累棱角分明的磨耗牙，牙齿敏感、牙龈退缩往往随之而来。

但希望您对此不要丧失信心，岁月还很长，保护口腔健康，做了就比不做强，什么时候开始都不晚。

假如您口中的牙齿不再"全勤"，或许可以通过镶牙将它们修复；假如您的某些牙齿不再完整，或许可以通过补牙将它们恢复；假如您的口腔有很多污垢，或许可以洗牙还它清洁；假如……

　　世界及我国的口腔疾病和医学发展史可追溯到远古的旧石器时代。人类通过不断的医学实践总结经验，开创了口腔医学。100 余年前，口腔医学在中国生根发芽，蓬勃发展。虽然口腔中的某些疾病目前还尚无良方，但是只要您不灰心，保持良好的口腔卫生状况，定期口腔检查，这些同您一起进入老年的牙齿朋友，一定会陪伴您长长久久，不离不弃，坚守使命！

　　愿老年朋友口腔健康！永远健康！